Technik der mikroskopischen Untersuchung des Nervensystems

von

Dr. W. Spielmeyer,

Privatdozent und Assistent an der psychiatrischen und Nervenklinik in Freiburg i. Br.

Berlin.

Verlag von Julius Springer.

1911.

ISBN-13: 978-3-642-98207-1 e-ISBN-13: 978-3-642-99018-2
DOI: 10.1007/978-3-642-99018-2

Softcover reprint of the hardcover 1st edition 1911

Vorwort.

Der freundlichen Aufforderung des Verlags, eine Technik der mikroskopischen Untersuchung des Nervensystems zu schreiben, glaubte ich vor allem aus dem Grunde nachkommen zu dürfen, weil zurzeit wohl ein Bedürfnis für ein solches Buch vorliegt. Die bekannte Färbetechnik von Pollack ist seit fünf Jahren nicht wieder erschienen, und inzwischen haben sich viele Wandlungen in der neurohistologischen Färbetechnik vollzogen, so daß eine neue Zusammenstellung des Wichtigsten praktisch notwendig erscheint.

Nur eine solche kurze Zusammenfassung soll dieses Buch geben. Für spezielle histologische oder histopathologische Fragen kann diese Technik kein Wegweiser sein; sie müßte sonst recht umfangreich werden, und dann wäre sie eben für den Anfänger, der sich orientieren will, praktisch unbrauchbar. Ein voluminöses Lehrbuch aber ist auch deshalb entbehrlich, weil ja in der soeben neu aufgelegten Enzyklopädie der mikroskopischen Technik ein gutes Nachschlagewerk existiert, in welchem die neurohistologischen Fragen von autoritativer Seite behandelt sind, z. B. von Bethe, Nissl, Weigert.

Entsprechend dem Zwecke des Buches sind hier vorwiegend die speziellen und besonders häufig gebrauchten Färbemethoden für das Nervensystem besprochen. Außerdem wurde von den allgemeinen Regeln über Fixieren, Einbetten und Schneiden das Notwendigste erwähnt. Im übrigen muß in dieser Beziehung auf die allgemeinen histologischen und histopathologischen Techniken verwiesen werden, etwa auf die von Kahlden-Gierke und die von Schmorl.

Dem rein technischen Teile glaubte ich zwei Kapitel vorausschicken zu sollen: eines, das eine Einführung in die Prinzipien der Färbetechnik gibt, und ein anderes, das über die wichtigsten Ziele und Untersuchungszwecke in der normalen und pathologischen Histologie des nervösen Gewebes orientiert. Beide Kapitel sind so knapp als möglich gehalten. Das erste soll lediglich einen Einblick geben in die Färbeprozeduren, denen der Anfänger oft in einer geradezu quälenden Ratlosigkeit gegenübersteht. Für spezielle Fragen wären natürlich die einschlägigen Werke, besonders das Buch von Pappenheim (Grundriß der Farbchemie), zu Rate zu ziehen. Ebenso soll das zweite Kapitel nur einen Begriff davon geben, welche Bedeutung die verschiedenen Methoden haben, und welche Ziele man mit der so oder so gearteten Fixierung verfolgt. Den gleichen Zweck haben die jedem Abschnitt über die betreffenden Untersuchungsmethoden vorausgestellten Bemerkungen, die allerdings manchmal die bereits in den zusammenfassenden Kapiteln besprochenen Dinge wieder berühren.

Freiburg i. Br., den 1. Februar 1911.

W. Spielmeyer.

Inhaltsverzeichnis.

Erstes Kapitel.

Von den Prinzipien der Färbung und den elektiven Färbemethoden.

Durch das Färben wollen wir uns in der Histologie die einzelnen Gewebsbestandteile sichtbar machen, um sie in ihrer morphologischen Eigenart erkennen und von anderen Gewebselementen unterscheiden zu können. Im Gegensatz zum industriellen Färben, wo die mehr oder weniger künstlerischen Richtungen des Geschmacks die Färbung bestimmen, und wo in der Regel auch nur eine gleichmäßige Färbung des ganzen Gewebes angestrebt wird, ist das histologische Färben ein Differenzieren: es gilt, die einzelnen morphologischen Individualitäten different voneinander zur Darstellung zu bringen, „indem man sie allein gefärbt, stark gefärbt oder in anderen Nuancen wie andere gefärbt zu erhalten trachtet". (Pappenheim.)

Eine solche differenzierende färberische Darstellung der Gewebsbestandteile wird oft schon dadurch erreicht, daß die betreffende Farbe, wenn schon fast alle anderen Strukturelemente sie ebenfalls annehmen, doch nur auf bestimmte morphologische Individuen wirklich intensiv einwirkt und dann beim Waschen in Wasser nicht wieder schwindet. Eine solche färberische Differenzierung erzielt man bei Einwirkung gewisser sehr schwacher Farblösungen, wie z. B. mancher Karmin- und Hämatoxylinlösungen; es werden hier, auch bei mehrstündigem Aufenthalt des Präparats in der Lösung, nur gewisse Gewebsstrukturen, z. B. nur die Kerne, gefärbt; das andere Gewebe ist diffus angefärbt, aber in einer so schwachen Nuance, daß sich die intensiv gefärbten Substratteile klar abheben; die Färbung ist damit beendet (progressive Färbung). Bei anderen und zwar bei den meisten Verfahren wird die optische Unterscheidung der histologischen Elemente nach anfänglicher Überfärbung erst durch nachträgliches Auswaschen und Differenzieren erreicht, wobei die intensiver und „echter" gefärbten Gewebskörper die Farbe länger festhalten, während die anderen unter dem Einfluß der Differenzierungsflüssigkeit (Alkohol, Säuren, Anilinöl usw.) sich rascher und leichter entfärben. Es ist klar, daß bei dieser Methode, die man regressive Färbung nennt, das Resultat der Färbung in gewissem Grade von der Willkür des Untersuchenden bestimmt werden kann.

Die verschiedenen Gewebsbestandteile haben verschiedene Affinität zu den verschiedenen Farbstoffen. Die Kerne z. B. färben sich vornehmlich mit basischen, das Plasma vornehmlich mit sauren Farben. Diese Tatsache macht man sich für eine polychromatische Färbung zunutze. Durch gleichzeitige oder durch sukzessive Färbung mit färberisch möglichst ungleichartigen Substanzen erreicht man eine Doppel- oder Mehrfachfärbung im Gewebe, wobei die verschiedenartigen Gewebsbestandteile entsprechend ihrer Neigung mehr diesen oder mehr jenen Farbstoff an sich ziehen (z. B. Unna-Pappenheimsche Methylgrün-Pyroninfärbung, van Giesons Methode, Hämatoxylin-Eosinfärbung). Auch bei Anwendung nur eines Farbstoffes kann eine Doppel- oder Mehrfachfärbung dadurch gelingen, daß sich bestimmte Gewebsteile in einer von dem Grundton der Farbe abweichenden Nuance färben (Metachromasie); (dies ist der Fall z. B. bei der metachromatischen Färbung des Plasmas der Plasmazellen und bei der metachromatischen Rotfärbung gewisser Granula (Reich) der Nervenfaserzellen im Toluidinblaupräparat).

Wie man sich den Akt der Färbung vorzustellen hat, darüber gehen die Ansichten noch auseinander. Wir sehen, daß manche Gewebsteile leichter und intensiver basische Farben annehmen, basophil sind, andere umgekehrt eine Vorliebe für saure Farbstoffe zeigen. Aber die basophilen Strukturen färben sich auch mit sauren und ebenso die oxyphilen mit basischen Farben; ziemlich alle Gewebsbestandteile sind mit den chemisch verschiedenartigsten Farbstoffen färbbar, sie haben also keinen ganz scharf bestimmten sauren oder basischen Charakter; es verhalten sich vielmehr die Gewebe sauer und basisch zugleich und ähneln so den Amidosäuren (Borsche).

In der Färbung des animalischen Gewebes sehen die meisten Autoren einen vorwiegend chemischen Prozeß im Gegensatz zu der Färbung der pflanzlichen Gespinstfaser, wo es sich mehr um einen physikalischen Vorgang handle. Die direkte histologische

Färbung beruhe auf einer Salzbildung zwischen Faser und Farbstoff: der Farbstoff wird als gelöstes Salz zugeführt, das Gewebe sprengt kraft seiner chemischen Affinitäten die Bindung, reißt die freigewordene Farbbase oder -säure an sich und verankert sie, indem sie sich mit ihr zu einem Salz verbindet. Dabei spielen außer chemischen Umsetzungen auch physikalische Faktoren eine Rolle, ohne die das Zustandekommen einer Färbung nicht möglich ist, wie z. B. die Wasserlöslichkeit des Farbstoffes, der Wassergehalt der Materie, die Permeabilität und Porosität des Substrates, von der das Eindringen des Farbmoleküls abhängig ist. Aber das Wesentlichste im Prozeß der Färbung ist das Chemische. Man einigt sich jetzt gewöhnlich zu dem Kompromiß, daß weder rein physikalische noch rein chemische Vorgänge das Wesen der Färbung ausmachen, sondern daß es sich dabei um einen chemisch-physikalischen Prozeß handelt. Nach der Hypothese von Witt gleicht die gefärbte Faser der sog. starren Lösung (ähnlich gefärbten Gläsern). Zu einer starren Lösung des Farbstoffes in der Substanz des Gewebes komme es, wenn die Löslichkeit des Farbstoffes darin größer ist, als in dem Wasser des Farbbades.

Unter einfachsten Bedingungen kommt eine Färbung lediglich durch die Wechselwirkung zwischen Farbbad und Gewebssubstanz zustande. Diese einfachste Form der Färbung — die Farbsalzbildung durch direkte Verankerung der Farbe an das Gewebe — nennt man substantive Färbung. Eine substantive Färbung ist z. B. die Darstellung der Ganglienzellen mittels basischer Anilinfarbstoffe an Material, das in Alkohol (einer nicht beizenden Flüssigkeit) fixiert ist (Nissl-Färbung). Es fällt der Begriff der substantiven, natürlichen Färbbarkeit des Gewebes im wesentlichen mit dem zusammen, was Bethe die primäre Färbbarkeit nennt (wobei allerdings vorwiegend die natürliche Färbbarkeit durch basische Farben gemeint ist).

Nun ist aber nur eine beschränkte Anzahl von Gewebsstrukturen durch die substantive Färbung different darstellbar. Manche Gewebselemente verhalten sich vielen Farben gegenüber bei substantiver Färbung refraktär, und vor allem gehen die meisten Gewebsstrukturen bei dieser einfachsten Färbemethode in einer diffusen Färbung unter. Darauf kommt es aber doch in erster Linie an, durch die Färbung bestimmte morphologische und biochemische Individualitäten optisch herauszuheben und nicht in toto das Gewebe gleichmäßig zu färben. Um eine elektive Färbung nur morphologisch zusammengehöriger Strukturen zu erzielen, dazu genügt im allgemeinen die einfache substantive Färbung nicht; wir bedienen uns zu diesem Zweck vielmehr vorwiegend des zweiten, etwas komplizierteren Verfahrens, nämlich der adjektiven Färbung, welche man auch Beizenfärbung nennt. Durch die Beizung soll eine natürliche primäre Chromatophilie verstärkt oder, wo diese ganz fehlt, künstlich ersetzt werden.

Die Färbung mit Hilfe von Beizen ist seit langem in der industriellen Technik im Gebrauch. Der Baumwolle fehlt z. B. die Affinität für viele saure und basische Farben, welche Seide und Wolle substantiv färben; man kann nun die Baumwolle künstlich für solche Farbstoffe aufnahmefähig machen, indem man sie durch Beizen (Tannin, Metalloxyde) präpariert.

Es geht also bei der adjektiven Methode die Färbung durch Vermittlung eines dritten Körpers, der Beize, vor sich. Mit der Beize wird das Gewebe gewöhnlich vorher behandelt, sie präpariert den Boden zur Aufnahme der Farbe, und es wird nicht die Faser direkt, sondern die in ihr aufgespeicherte Beize gefärbt (Chrombeizung für die Hämatoxylinfärbung der Markscheiden); oder man führt auch den beizenden Stoff dem Farbbade selbst zu, wie z. B. vielen Hämatoxylinlösungen (Böhmers, Delafields Hämatoxylin), die ohne Beize überhaupt nicht wirksam sind. Endlich kann man nach der Färbung beizen, um die Farbe für die nachfolgende Differenzierung auf bestimmte Gewebsbestandteile zu fixieren (z. B. Jodierung bei der Gramschen Methode und bei der Fibrinfärbung).

Die Beize stellt also nach den Weigertschen Vergleich einen Amboceptor dar, der sich mit dem Gewebe einerseits, mit der Farbe andererseits verbinden muß, damit ein Resultat zustande kommen kann; die Farbe entspricht, in dem ganzen Akte der adjektiven Färbung, dem Komplement. Es entsteht bei der Beizenfärbung eine Tripelverbindung, und diese hat, im Vergleich zu den Färbungsprodukten bei der substantiven Färbung, die Eigenschaft, „echt", d. h. sehr resistent zu sein; sie widersteht dem entfärbenden Einfluß nicht nur des Wassers, sondern auch des Alkohols, verdünnter Säuren usw. Diese echten, unlöslichen oder schwerlöslichen Farbverbindungen, die durch

Vermittlung der Beize im Gewebe entstehen, nennt man Lacke.

Für das Zustandekommen einer adjektiven Färbung ist es also notwendig, daß die Beize eine Verbindung mit dem Gewebe eingehen kann, und daß dann noch „haptophore" Gruppen der Beize übrig bleiben, die die Farbe an sich verankern. Entsprechend dem fakultativ basophilen und oxyphilen Charakter des Gewebes gelingt die Beizung im allgemeinen leicht. Die Beize muß eine Verbindung mit dem Gewebe des Eiweißkörpers eingehen können. Viele Fixierungsmittel sind zugleich auch Beizen (Sublimat, Müllersche Flüssigkeit). Sodann muß die auf den Farbstoff passende Beize gesucht werden. Man wählt für basische Farbstoffe saure Beizen und entsprechend für saure (phenolische) Farben basische Beizen. Die gebräuchlichsten sauren Beizen für basische Farbstoffe sind Gerbstoffe (Tanninlösungen) die gebräuchlichsten basischen sind Metalloxyde (Kupfer, Chrom, Eisen).

In nicht seltenen Fällen genügt nun zur Verankerung des Farbstoffes die Vermittlung einer Beize allein nicht; wie man in der Photographie mit Verstärkungsmitteln arbeitet, so wendet man auch hier in solchen Fällen zwei oder mehrere Beizen an. Einer sekundären Beizung („Remontage") bedient man sich z. B. bei der Weigertschen Markscheidenmethode, indem man die in Chromaten gebeizten Blöcke noch kupfert.

Für die färberische Darstellung bestimmter Gewebsbestandteile kommt es also bei der adjektiven Färbung darauf an, die geeignete Beize und den geeigneten Farbstoff herauszufinden. Hierzu sind systematische Untersuchungen und ein sehr geduldiges Ausprobieren notwendig. Mustergültig sind in dieser Hinsicht die Studien Weigerts zur Elektivfärbung der Markscheiden und der Neuroglia.

Für die elektive Darstellung bestimmter morphologisch oder biochemisch zusammengehöriger Strukturen kommt es nicht zum wenigsten auch auf die Ermittlung des zweckmäßigsten Entfärbungsmittels an. Vielfach empfiehlt sich zur Differenzierung die nachträgliche Anwendung der ursprünglich als Beize wirkenden Substanz (Eisenammoniumoxyd, Tannin); nur der eigentliche, festhaftende Farblack leistet Widerstand, der locker ans Gewebe gebundene Farbstoff wird entfernt. Ferner eignen sich zur Differenzierung die sog. Bleichmittel, wie unterschwefligsaures und unterchlorigsaures Kali. Es handelt sich dabei um Reduktionsvorgänge, die in gewisser Weise verstärkt werden können durch die vorherige Einschaltung einer Oxydationsprozedur, z. B. durch die Anwendung von Kalium hypermanganicum vor der Behandlung mit unterschwefliger Säure. Durch die Reduktion der in bestimmten Gewebsteilen abgelagerten Metallsalze können diese auch direkt sichtbar gemacht werden (Silberreduktion z. B. bei der Fibrillenimprägnation). Manche Metallsalze, die man bei der Differenzierung verwendet, wirken einerseits als Beize, indem sie den Farbstoff in gewissen Partien befestigen, anderseits als Entfärbungsmittel, indem sie das Abstoßen der sonst im Gewebe haftenden Farbe begünstigen (Jodjodkalilösung).

Bei der außerordentlichen Kompliziertheit des zentralen Gewebes hängt für die histologische Analyse alles von einer elektiven Darstellung der einzelnen Gewebselemente ab. Mit substantiven Färbungen kommen wir da in den allermeisten Fällen nicht zum Ziel. Eine Ausnahme bildet die substantive (primäre) Färbung der Ganglienzellgranula und der Fibrillen. Sonst sind wir auf die Anwendung der Beizen angewiesen, die vor allem dem Zwecke dienen, nur bestimmten morphologischen Einheiten eine besondere Echtheit der Färbung zu verleihen, welche sich bei der Differenzierung in einer Widerstandsfähigkeit eben gerade nur dieser gefärbten Teile im Gegensatz zu anderen Gewebsstrukturen dokumentiert. Denn je nach der Affinität der Beize zu gewissen Gewebsbestandteilen ist das Haften der Beize verschieden stark, und dem entspricht dann auch die verschieden große Echtheit der Färbung, da es dabei ja zu einer chemischen Vereinigung der Farbbase oder -säure mit der Beize kommt, die ihrerseits an das Gewebe gebunden ist. Auf die verschiedene Resistenz der Beizfarben in den verschiedenen Gewebsbestandteilen spekulieren wir bei den Versuchen einer elektiven Darstellung der nervösen und nichtnervösen Strukturen.

Für die histologische Analyse des Nervensystems besitzen wir jetzt eine Anzahl von ausgezeichneten Elektivfärbungen, welche uns einen Einblick in die wichtigsten Struktureigentümlichkeiten des nervösen Gewebes geben. Wir haben Elektivfärbungen für die Ganglienzellen, die Fibrillen, Achsenzylinder, Markscheiden und die Neuroglia; auch manche Zerfallsprodukte können wir uns durch gewisse färberische Prozeduren sichtbar machen. Nicht alle unsere neurohistologischen Elektivmethoden erfüllen die Bedingungen, die eine vollkommene Methode besitzen sollte; zum Teil sind sie nicht ganz elektiv, und dann arbeiten sie nicht immer sicher und vollständig genug. Für die Aufdeckung gewisser normalhistologischer Strukturen ist nun eine absolute Vollständigkeit der Färbung lange nicht so erforderlich und auch die Sicherheit der Methode nicht so unentbehrlich wie für die histopathologische Analyse. Das hat besonders auch Weigert oft betont: daß der pathologische Anatom größere Ansprüche an die Güte einer Methode stellen müsse als der normale Anatom; der letztere könne sich damit zufrieden geben, wenn auch nur eine einzige Stelle im Präparat gewisse morphologische Strukturen vollständig gefärbt zeigt, da er eben dann wisse, wie an dieser Stelle die betreffenden morphologischen Dinge beschaffen seien. Der pathologische Anatom aber muß von einer Methode sowohl die Vollständigkeit in der Darstellung der betreffenden morphologisch zusammengehörigen Elemente wie auch die Sicherheit des Gelingens der Methode verlangen. Der Erfolg der Methode dürfe nicht „auf der Schneide eines sehr kurzen Zeitabschnittes bei irgend einer der dabei vorkommenden Prozeduren stehen“.

An solchen Mängeln aber kranken vor allem unsere Darstellungsverfahren der faserigen und zelligen Neuroglia, der fibrillären Strukturen im Nerven und in den Endaufsplitterungen der Axone. In dieser Richtung vor allen Dingen und auch bezüglich der noch unzulänglichen histologischen Auflösung des Nisslschen „Graus“ ist eine Vervollkommnung der Methodik anzustreben.

Ein weiteres wichtiges Ziel der Technik ist es, solche Färbeverfahren zu finden, die als mikrochemische Reagenzien dienen können, die uns also über die chemischen und physikalischen Eigentümlichkeiten der verschiedenartigen Gewebsbestandteile Aufschluß geben. Hier sind wir erst in den allerersten Anfängen. Die meisten unserer histologischen Färbemethoden dienen lediglich der Aufdeckung der morphologischen Charakteristika und damit der rein anatomischen Differenzierung der einzelnen Elemente des Gewebes. „Der höhere Zweck des histologischen Färbens ist die Auffindung mikrochemischer Reaktionen, sie sollen uns der Aufschließung der physiologischen Funktion der Zellen und Gewebe näherbringen" (Pappenheim).

In Ergänzung dieser allgemeinen Ausführungen seien noch kurz als charakteristische Beispiele für die wichtigsten färberischen Prozeduren einige Methoden aufgeführt, deren genaue Schilderung sich in dem speziellen Teil findet, und die wir besonders oft bei der mikroskopischen Untersuchung des Nervensystems anwenden.

Zunächst die Nisslsche Färbung der Ganglienzellen. Wir sahen schon, daß es sich hier um eine einfache substantive Färbung der Granula und des Zellkerns handelt, die auf der natürlichen, primären Färbbarkeit des Gewebes beruht. Zur Fixierung wird eine nicht beizende Flüssigkeit, nämlich 96 proz. Alkohol verwendet, zur Färbung ein basischer Anilinfarbstoff. Die Differenzierung erfolgt in Alkohol, dessen entfärbende Kraft durch Zusatz von Anilinöl verstärkt werden kann. — Es ist demnach eine prinzipielle Verkennung der Vorschriften Nissls, wenn manche für die Herstellung dieses sog. Zelläquivalentpräparates die Fixierung in Sublimat oder ähnlichen beizenden Flüssigkeiten empfehlen. Gewiß erhält man auch an so fixierten Präparaten oft eine recht schöne Darstellung des Tigroids und der Nervenzellen überhaupt, aber man hat es dann nicht mehr mit einer primären, substantiven Färbung der Ganglienzellen zu tun, sondern mit einer adjektiven Beizenfärbung.

Als einfaches Beispiel der Beizenfärbung erwähne ich die Weigertsche Markscheidenfärbung. Die Fixierung erfolgt in Müllerscher Flüssigkeit, die zugleich als Beize (Chrom) wirkt; oder man läßt die Beize (Weigerts Fluorchrom-Beize) nachträglich an dem in Formol fixierten Material einwirken. Der Effekt dieser Metallbeize wird verstärkt durch eine sekundäre Beizung mit Kupfer (Remontage). Der im Gewebe abgelagerte Beizstoff wird gefärbt mit einem basischen Hämatoxylin (Alaun- oder Eisenhämatoxylin). Mit Hilfe der Beize wird der Farbstoff an das Gewebe verankert, da sich die Beize sowohl mit dem Gewebe wie mit dem Farbstoff verbindet. Diese Verbindung ist der Lack. Durch Differenzierung mittels eines Salzes (Blutlaugensalz) oder mittels eines Bleichmittels (unterschwefliger Säure, Pal) wird nun der nur oberflächlich am Gewebe haftende Lack entfernt, der fest an die gebeizte Markscheide gebundene Farblack leistet der Differenzierung Widerstand.

Andere, wie z. B. Wolters, nehmen die zur Verstärkung angewandte zweite Beizung erst nach der Färbung vor, indem sie den im sauren Hämatoxylin gefärbten Schnitt (vor der Differenzierung mittels des Bleichmittels) in eine Chromlösung bringen, in welcher der Lack noch befestigt werden soll.

Sehr einfach ist die Methodik bei der Markscheidenfärbung, die ich angegeben habe; bei ihr wird von der alten Erfahrung Gebrauch gemacht, daß Beizmittel, nach der Färbung angewendet, oft als Entfärbungsmittel wirken. Das beizende Eisenammoniumoxyd, das die Eisenhämatoxylinlackbildung ermöglicht, wird (entsprechend dem Heidenhainschen Verfahren) sekundär zu Differenzierung benutzt.

Bei den Metallsalzmethoden zur Darstellung der Neurofibrillen, die ich als drittes Beispiel nennen möchte, beruht die Darstellung darauf, daß die Neurofibrillen einen besonders großen Lösungskoeffizienten (im Sinne von Witt) für Metallsalze haben (Bethe). Das in den Fibrillen aufgespeicherte Metallsalz kann nun als Beize einen Farbstoff verankern (Toluidinblaufärbung des molybdänierten Präparates nach Bethe), oder man macht sich das den Fibrillen anhaftende Metall durch starke Reduktion sichtbar, wie das am silberimprägnierten Präparat Cajal durch ein späteres Hydrochinonbad, Bielschowsky durch Behandlung mit Aldehyd tut.

Sehr kompliziert sind die chemischen Vorgänge bei der adjektiven Färbung der Neurogliafasern nach Weigert. Der metallische Beizkörper (Kupfer) wird in hochoxydiertem Zustande an das Gewebe gebracht (und es schien früher, als wenn das Metall nur in diesem Zustande an den Gliafasern hafte); dann wird das beizende Metall stark reduziert, da der Farbstoff offenbar nur dann — oder doch leichter und fester — an die Neurogliafasern gebunden werden kann, wenn diese eine stark reduzierte Metallverbindung enthalten. Die Reduktion wird durch schweflige Säure erreicht, die in einem Chromogen-Ameisensäure-Natriumsulfit-Gemisch entsteht, in welcher das Chromogen noch als Verstärker und Kontrastfarbe wirksam wird. Eine Steigerung des Reduktionsverfahrens wird, wie bei der Lustgarten-Palschen Methode (cfr. Markscheidenfärbung), durch die vor die Reduktion gesetzte Oxydation mit übermangansaurem Kali bezweckt. — Bei der eigentlichen Färbung sehen wir die Prinzipien der Weigertschen Fibrinmethode (bzw. der Gramschen Bakterienfärbung) angewendet: damit die Entfärbung durch das mit Xylol vermischte Anilinöl nicht gleichmäßig alle Gewebsteile betrifft, jodiert man den gefärbten Schnitt vor der Differenzierung, wodurch ein Haften der Beizfarbe nur an bestimmten Teilen (nämlich den Gliafasern) und ein leichteres Abstoßen des sonst im Gewebe befindlichen Farbstoffes bewirkt wird. Das Anilinöl bezweckt die Entfärbung und zugleich eine Entwässerung des Präparates. Ein Zusatz von Phenol zur Farbe erhöht deren färberische Kraft.

An dem Beispiel der Weigertschen Gliafärbung sieht man freilich, daß die theoretische Auffassung von den chemisch-physikalischen Vorgängen, die das Zustandekommen der Färbung gewährleisten, noch nicht auf ganz sicherer Grundlage beruht. Gegen Weigerts Anschauungen sind Einwendungen gemacht worden, wonach der Erfolg der Färbung auf wesentlich anderen chemischen Umsetzungen beruhen soll. Und Weigert selbst war stets so vorsichtig, nur von Vermutungen und Hypothesen, die er sich über das Wesen seiner Färbung gemacht, zu sprechen. Wenn aber Weigert, dem wir auf dem Gebiet der Elektivfärbung die größten Fortschritte verdanken, sich dennoch zu einem Erfolge auch bei dieser Methode durcharbeitete, so sehen wird daran, daß selbst dort, wo uns ein Einblick in die einzelnen chemisch-physikalischen Vorgänge bei der Färbung vorläufig verschlossen bleibt, geduldige Empirie und unablässiges Ausprobieren zum Ziele führen können. Aber gewiß müssen sie sich stützen auf die Grundtatsachen der Farbchemie und des histologischen Färbens überhaupt.

Zweites Kapitel.

Ziele und Wege der mikroskopischen Untersuchung des Nervensystems.

Bei der mikroskopischen Untersuchung des Nervensystems wollen wir erstens einen Einblick in die **normalen** Struktureigentümlichkeiten des nervösen Gewebes gewinnen. Wir erforschen den Bau der Nervenzellen und ihrer Fortsätze, die Zusammensetzung der zentralen und peripheren Nervenfasern, die Beziehungen der Nervenfasern zu den Ganglienzellen und zu den Endorganen. Wir suchen zu ermitteln, wie die Elemente des Nervengewebes sich im Zentralorgan zusammenordnen, und in welcher Art sie sich in histologischen Konnex setzen. Und neben dem funktiontragenden, zelligen und fasrigen Nervengewebe beansprucht die nichtnervöse, ektodermale Substanz, die Neuroglia, unsere Aufmerksamkeit. Es sind ihre Verteilung im Zentralorgan und ihre räumlichen Beziehungen zu den funktiontragenden nervösen Gebilden einerseits, zu den mesodermalen Bestandteilen andererseits zu erforschen.

Eine Ergänzung solcher Untersuchungen über den mikroskopischen Bau des normalen Nervensystems bilden die Studien, welche sich an dem noch nicht markreifen und an dem experimentell oder pathologisch veränderten Objekt mit der Lage und Zusammensetzung bestimmter Bahnen und Zentren beschäftigen. Das ist die zweite Aufgabe der Neurohistologie: die **topographische Analyse.** Diese vor allem durch die sogenannte **Faseranatomie** repräsentierte, lokalisatorische Forschungsmethode hält gleichsam die Mitte zwischen der normalen Histologie und der rein pathologischen Anatomie. Sie will gewisse Faserkomplexe, wie etwa die weißen Stränge des Rückenmarks, ihrer anatomischen und eventuell auch ihrer physiologischen Dignität nach in Einzelsysteme zerlegen, und sie will Ursprung und Ende solcher Faserzüge feststellen. Sie sucht die histologische Wirkung eines Herdes aufzudecken, nachdem sie diesen selbst in seiner Lage bestimmt hat; dabei kommt es ihr nicht sowohl auf die histopathologische Eigenart der Veränderung an, als vielmehr auf die Ermittlung der Zusammenhänge und Abhängigkeiten, welche bestehen zwischen der primär lädierten Partie einerseits und den von ihr ausgehenden oder zu ihr strebenden Faserzügen sowie den sekundär in Mitleidenschaft gezogenen grauen Massen andererseits. Entwicklungsgeschichtlich sucht sie die gleichzeitig markreif werdenden Faserzüge und Rindengebiete zu umgrenzen; sie verfolgt den Vorgang der Myelinisation zum Zwecke der faseranatomischen und topographischen Analyse. Im letzten Grunde will diese ganze Forschungsmethode die funktionelle Zusammengehörigkeit der Bahnen und grauen Massen klarlegen.

Die dritte Aufgabe endlich der mikroskopischen Untersuchung des Nervensystems, über deren Vernachlässigung in früheren Jahren man mit Recht Klage erhoben hat, ist die **rein pathologisch-anatomische** Forschung. Sie will aus den einzelnen Veränderungen am funktiontragenden Nervengewebe, an der nicht nervösen Stützsubstanz und an den mesodermalen Bestandteilen das Charakteristische eines bestimmten Prozesses und sein Wesen erschließen. Auf das histologische Gesamtbild kommt es ihr an. Diese Forschung ist es auch, der wir in der Rindenpathologie bei der Ermittelung der anatomischen Grundlagen der Geisteskrankheiten folgen. Die Untersuchungen, die sich in dieser Richtung bewegen, gehen auf die grundlegenden Arbeiten Nissls zurück.

In der **normalen** Histologie bedient man sich zur Orientierung über die allgemeine Gestalt der Ganglienzellen und der Ausbreitung ihrer Fortsätze solcher Methoden, die in isolierter Weise die Ganglienzellen zu Gesicht bringen. Man erreicht diese isolierte Darstellung durch Ausstreichen und Verreiben von grauer Substanz und nachträgliches Färben oder durch die Imprägnation eines Gewebsblockes nach der Golgischen Methode, welche die Eigentümlichkeit hat, in „willkürlicher" Weise lediglich dieses oder jenes Element aus der großen Zahl der im Schnitte vorhandenen Nerven- (oder Glia-) Zellen mit samt den Fortsätzen zu inkrustieren. Histologische Details sieht man an solchen Präparaten nicht. Auch die gewöhnlichen Kern- und Doppelfärbungen leisten in dieser Richtung nur Ungenügendes; man kann sich jedoch daran über die Struktur des Kerns und Kernkörperchens Aufschluß holen (wie z. B. an Präparaten nach der Heidenhainschen oder Weigertschen Kernfärbung).

Die histologisch eigenartigsten Bestandteile der Ganglienzellen sind die Granula und die Fibrillen, welche letztere überhaupt das wesentlichste Attribut der Nervenzellen ausmachen, gleichviel ob man sie für das reizleitende Element oder nur für ein Zell- und Plasmaskelett ansieht. Für die Darstellung dieser beiden charakteristischen Bestandteile der Nervenzellen besitzen wir Elektivfärbungen, nämlich für die Granula (Tigroidsubstanz, Nisslsche Körperchen) die Nissl-Methode und für die Fibrillen die Methoden von Apáthy, Bethe, Bielschowsky, Cajal u. a. Das Nissl-Präparat zeigt in den Ganglienzellen die Granula in ihrer bei den verschiedenartigen Ganglienzellenformen verschiedenen Gestalt, Anordnung und Anzahl. Auch die Kernkapsel und das Pigment (in seiner natürlichen Farbe) sehen wir daran; letzteres tritt in Präparaten nach der Heidenhainschen Eisenhämatoxylinmethode und unter Umständen bei Fettfärbungen (Scharlachrot) deutlicher hervor. Das Nissl-Präparat gibt im allgemeinen das Negativ des Fibrillenbildes, d. h. es läßt zwischen den Granula „ungefärbte Bahnen" sehen, die für die groben intrazellulären Fibrillenbündel ausgespart sind. Am Fibrillenpräparat suchen wir Art und Anordnung der Fibrillen im Zelleibe, in den Fortsätzen und an der Zelloberfläche (Golginetz) zu erkennen und die Beziehungen zwischen interzellulären und intrazellulären Fibrillen zu ermitteln. Es kommt da auf die Lösung der Frage nach den Beziehungen zwischen den perizellulären Fibrillen (Endfüßen) zu den oberflächlichen und tieferen fibrillären „Netzen" der Ganglienzellen an, d. h. auf die Klärung des Problems von dem anatomischen Verkehr der Neurone untereinander.

Die Nervenfaser können wir mit Hilfe der neuen Methoden in ihre einzelnen Teile zerlegen. Für die Markscheidenfärbung besitzen wir ausgezeichnete Methoden (Weigert), ebenso für die Achsenzylinder (Bielschowsky, Cajal). Eine weitere Zergliederung des Achsenzylinders in seine Primitivfibrillen gestatten die Methoden von Apáthy bei Wirbellosen und von Bethe-Mönckeberg bei Wirbeltieren. Über die feinere Zusammensetzung der Nervenfasern belehren uns unter anderem gewisse histiochemische Reaktionen (Reich). Wir sehen daran den Trichterbau der Markscheide, die Zwischentrichter (Neurokeratinsubstanz), eigenartige farbchemisch charakterisierte Granulationen der Nervenfaserzellen und die Beziehungen des Kerns der sog. Schwannschen Scheide zu den Ranvierschen Einschnürungen und den interannulären Segmenten. Für die Frage nach der Kontinuität der Fibrillen können wir uns histologisch an dem Bethe-Mönckeberg-Präparat orientieren. Schließlich geben uns die elektiven Fibrillenmethoden, besonders die Silberimprägnationen, und die vitale Methylenblaufärbung Aufschluß auch über die peripheren Endorgane. Hier führen manchmal auch die früher mehr gebrauchten Vergoldungsmethoden zum Ziel.

An der nichtnervösen Stützsubstanz untersuchen wir ihre faserigen und ihre zelligen Anteile. Die Schwierigkeiten, hier klare und vollständige Bilder zu bekommen, sind groß. Das gilt mehr noch für die zellige als für die faserige Glia. Letztere läßt sich nach Weigert, wenn auch nicht immer zuverlässig und sicher, so doch oft in genügender Klarheit darstellen. Aber leider sind an diesen Präparaten die Beziehungen der Fasern zum Plasma der Zellen und ihrer Fortsätze nicht erkennbar. Es bedarf zu deren Darstellung besonderer Methoden, die aber noch nicht so weit ausgebaut sind, daß sie in das Inventar der „Technik" übergehen könnten. Wir kennen solche Gliabilder vorwiegend aus Helds Untersuchungen und müssen uns begnügen, wenigstens einiges davon uns histologisch zur Anschauung zu bringen, indem wir vor allem die einfacher gebaute weiße Substanz berücksichtigen (Alzheimers Methoden, Anilinblueblack, Nigrosin). Über den Gliazelleib orientieren uns im großen und ganzen die Nisslschen Zellpräparate. Von den feineren plasmatischen Geflechten, dem gliösen Syncytium und Reticulum, das Held erkannt hat, erhalten wir mit den gebräuchlichen Methoden noch keine befriedigende Darstellung. Am besten eignet sich hier ein neuerdings von Fieandt angegebenes Verfahren. Schließlich interessieren an der Glia noch ihre Beziehungen zum Mesoderm; nach einer von Held angegebenen Methode können wir eine feine Grenzhaut zwischen dem zentralen Gewebe und den Gefäßen sowie der Pia sichtbar machen (Membrana limitans).

Solche Untersuchungen über die Ausbreitung des Gliareticulums streben zusammen mit der Erforschung der fibrillären nervösen Strukturen eine histologische Auflösung des Nisslschen Graus an, nämlich des Teiles von grauer Substanz (spez. Rinde), der noch nicht restlos darstellbar ist, sondern zwischen den mit unseren gewöhnlichen Elektivmethoden färbbaren Zellen, Fasern und retikulären Strukturen räumlich übrig bleibt.

Die **faseranatomische** Forschung gründet sich in erster Linie auf das Gesetz, daß eine Nervenfaser, welche von ihrer Mutterzelle abgetrennt wird, degenerativ zerfällt, und daß die zugehörige Ganglienzelle retrograde Veränderungen erfährt. Sie bezieht sich also auf die Tatsachen, welche die pathologisch-anatomische und funktionelle-nutritive Seite der Neuronentheorie ausmachen.

Der sekundäre Effekt einer experimentell gesetzten oder pathologisch-anatomischen Läsion zeigt sich demnach erstens in der Degeneration der in ihrem Verlaufe (oder bei kortikalen und nukleären Läsionen in ihrem Ursprunge) geschädigten Bahnen. Und zwar können wir die noch in Degeneration befindlichen Faserzüge daran erkennen, daß ihre Zerfallsprodukte nach vorheriger Chromierung mit Osmium eine Schwarzfärbung geben (Marchis Chrom-Osmiummethode). Wo es sich um eine plötzlich entstandene herdförmige Läsion handelt, und wo ein kompaktes Faserbündel unterbrochen ist, gibt diese Methode ihre besten Resultate. Aber nur innerhalb eines bestimmten Zeitraums: im allgemeinen beim Warmblüter nicht vor dem 10. Tag, weil vorher die Umwandlung der zerfallenden Markscheidenmassen noch nicht so weit gediehen ist, daß sie die Osmiumreaktion geben; und nach Ablauf von 6—8 Wochen wieder nicht, weil dann die Resorption in der Regel so weit vor sich gegangen ist, daß ein großer Teil der Myelinprodukte fortgeschafft ist. Letzteres wird natürlich bei kleineren Faserzügen früher und vollständiger geschehen als bei dem Untergang kompakter Systeme. Es besteht später auch die Gefahr, daß man bei der Bestimmung des Degenerationsareals dadurch irre geführt wird, daß die Transportvorgänge eine Verschleppung der von Zellen aufgenommenen Markprodukte von der geschädigten Bahn weg bewirkt haben. Das Optimum für die Leistungsfähigkeit dieser wichtigsten faseranatomischen Degenerationsmethode liegt in der 3. und 4. Woche nach der Läsion; das ist für experimentelle Studien zu berücksichtigen.

Nach Ablauf von etwa zwei Monaten tritt dann die Markscheidenfärbung in ihr Recht. Während die Marchi-Methode im positiven Sinne den Untergang von markhaltigen Faserzügen anzeigt, gibt sich im Markscheidenpräparat der Ausfall in dem Fehlen der Markscheidenfärbung kund, etwa in der Form eines markleeren Areals oder einer Marklichtung. Da aber die untergegangene Nervensubstanz durch eine Wucherung des gliösen Stützgewebes ersetzt wird, erkennt man solche alten Faserdegenerationen auch im Gliapräparat, nämlich an der zirkumskripten oder mehr diffusen Vermehrung der Glia; das Gliapräparat gibt also das Positiv zum Markscheidenbild. Gerade bei feineren Ausfällen innerhalb einer markhaltigen Bahn, welche im Markscheidenpräparat nicht immer deutlich als Lichtung zutage treten, zeigt die Gliawucherung den Faserausfall an. Außer bei den alten, ursprünglich durch eine akute Läsion hervorgerufenen sekundären Degenerationen bedienen wir uns der Markscheidenmethode zusammen mit der Gliafärbung zur Analyse der chronischen Systemerkrankungen. Daneben kann man natürlich, auch bei den langsam fortschreitenden systematischen Degenerationen, von der Osmium-Methode zur Darstellung der frischen Ausfälle Gebrauch machen.

Wo die Endausbreitung einer degenerierenden bzw. degenerierten Bahn ist, das zeigt uns weder die Marchische noch die Markscheidenfärbung mit Sicherheit an, da ja die Fasern eine Strecke weit von ihrem Ende ihre Markhülle verlieren. Dagegen erkennen wir an der Zunahme des gliösen Zwischengewebes, wo das Ende der betreffenden Bahn ist. Dem Ausfall der Endaufsplitterungen der Faserzüge enfspricht eine Zunahme der Neuroglia, wie z. B. im Vorderhorn nach Pyramidenbahndegeneration. Die Ganglienzellen eines solchen grauen Kernes, welcher den Endpunkt einer Bahn darstellt, rücken dichter aneinander, da die perizellulären Strukturen zugrunde gegangen sind, und die Neuroglia den Ausfall nicht ganz zu ersetzen pflegt. Natürlich treten diese atrophisch-sklerotischen Veränderungen im Endgebiet einer sekundär degenerierten Bahn nur bei alten Prozessen in die Erscheinung.

Die retrograden Veränderungen einer Ganglizellengruppe, welche durch die Zerstörung ihrer Achsenzylinderfortsätze bewirkt werden, hängen vor allem ab von dem Umfang und der Intensität der die zugehörigen Faserzüge (zentrale Bahn, Nerv) treffenden Läsion und von deren Alter. Man unterscheidet die frischen reaktiven und die alten definitiven retrograden Veränderungen. Nach Unterbrechung einer Bahn kommt es zu einer starken, vom Kern aus fortschreitenden Chromatolyse (des Tigroids), zur Blähung, Abrundung und Auftreibung des Zelleibes und zur Kernverlagerung. Diese akute Zellreaktion ist am deutlichsten 12—15 (— 20) Tage nach der Verletzung. Die Veränderungen können sich nun völlig zurückbilden, so daß, wenn auch diese und jene Zelle ausgefallen ist, nach 3—4 Monaten nichts Pathologisches mehr in der betreffenden Ganglienzellgruppe wahrzunehmen ist. Das pflegt der Fall zu sein beim Untergang nur beschränkter Achsenzylinderbündel und zumal nach Wiedervereinigung eines Nerven und Herstellung seiner Leitungsfähigkeit. Wo aber eine Bahn in toto zerstörtist, etwa nach völliger Unterbrechung der Pyramidenbahn oder der Sehstrahlung (vor allem bei jugendlichen Individuen!) oder nach Ausreißung eines Nerven an seiner Wurzel, erholen sich die Zellen nicht wieder, oder es resultiert doch ein Ausfall einer großen Anzahl von ihnen; nach der frischen retrograden Veränderung kommt es zu einer noch weiteren Vergrößerung der Ganglienzellen und dann zu einer starken Schrumpfung des ganzen Elementes, oder die Zelle geht überhaupt zugrunde. Es resultiert eine Atrophie des Ursprungskernes der Bahn, und wir erkennen ein solches Ursprungsgebiet daran, daß hier eben bestimmte graue Zonen starke Zellverluste aufweisen; sie erreichen bei jugendlichen Organismen ihren höchsten Grad.

Das sind also die wichtigsten Methoden und die allgemeinen neuropathologischen Tatsachen, die dem Faseranatomen bei der Erforschung des Verlaufs einer Bahn und ihres Ursprungs und Endes Werkzeug und Wegrichtung geben. Es kommt hier, wie gesagt, im letzten Grunde auf die Erkennung und Bestimmung physiologisch zusammengehöriger Systeme an. — In der gleichen Richtung bewegen sich auch die Studien über die Markreifung der verschiedenen Systeme (Flechsig). Die Ergebnisse dieser myelogenetischen Forschungsweise und die der faseranatomischen Degenerationsmethoden ergänzen einander. Am besten läßt sich (mittels der Markscheidenfärbung nach Weigert oder mittels meiner Markscheidenfärbung am Gefrierschnitt) das Markreifwerden der verschiedenen Bahnen und Nervenwurzeln am Rückenmark und Hirnstamm und auch die Myelinisation der langen Bahn des Großhirns verfolgen. Hier lassen sich myelogenetisch die verschiedenen anatomisch und funktionell zusammengehörigen Systeme abgrenzen. Ob auch die zeitlich verschiedene Markreifung der einzelnen Großhirnfelder eine Rindeneinteilung und eine Umgrenzung nach deren funktioneller Dignität erlaubt, ist eine alte Streitfrage.

Das auf das Physiologische gerichtete Ziel der lokalisatorischen Forschung verfolgen wir auch bei der topographischen Umgrenzung eines Herdes. Seine Lage (zumal seine Tiefenausdehnung) wird man bei Großhirnherden mit Erfolg nur an Hemisphärenschnitten studieren können, und es bedarf dazu in der Regel der Anfertigung von Serienschnitten, welche vorwiegend nach der Markscheidenfärbung oder auch nach van Giesons

Methode gefärbt sind; im einzelnen Falle wird zu entscheiden sein, ob man für die topographische Bestimmung des Herdes die Hemisphäre besser in frontaler oder in horizontaler Richtung zerlegt. Die an solchen Hemisphärenschnitten erkennbaren primären und sekundären Zerstörungen sollen in Parallele gesetzt werden zu den klinischen Erscheinungen zum Zwecke der topischen Diagnostik und eventuell auch mit Rücksicht auf die höhere Aufgabe einer Ergründung der funktionellen Bedeutung bestimmter Regionen und Systeme.

Für die Rinde besonders strebt diese Forschung danach, histologische Differenzen in den verschiedenen kortikalen Gebieten aufzudecken, die deren physiologischen Aufgaben entsprechen könnten. Es haben sich da im Markscheidenpräparate, ferner beim Studium der Myelinisation, besonders aber bei Berücksichtigung der Zellarchitektonik wichtige Eigentümlichkeiten der verschiedenen Rindenteile ermitteln lassen, deren physiologische Korrelationen freilich noch geklärt werden müssen. Es konnten nicht nur Typen von so grober Eigenart wie der (visuelle) Calcarina- und der (motorische) Rolandotypus abgegrenzt werden, sondern es wurden auch sonst an den verschiedenen Lappen und Windungen feinere Eigenheiten bezüglich des Schichtenbaues, der Art und Anordnung der Zellen entdeckt, welche für die einzelnen Windungen in gewissem Maße charakteristisch sind, und an denen wir die betreffende Windung anatomisch identifizieren können (Brodmann). — Ihre Kenntnis ist — gleichviel vorerst, was sie funktionell zu bedeuten haben — für den Rindenpathologen deshalb von Wichtigkeit, weil sich darauf die Beurteilung feinerer Ausfälle und Veränderungen stützen muß.

Das Hauptziel der rein **histopathologischen** Untersuchung des Nervensystems ist die Ermittelung des Wesens eines bestimmten Krankheitsprozesses und seine Unterscheidung von anderen zentralen Erkrankungen. Man hat sich dabei vor einer Überschätzung des einen oder anderen histologischen Symptoms zu hüten. Wenn auch z. B. manche Markscheidenbilder recht markante Züge aufweisen, wie z. B. häufig die bei der Paralyse, so genügt das doch im allgemeinen nicht zu einer anatomischen Diagnose, und vor allem wird daraus allein das anatomische Substrat der Krankheit selbst und ihr Wesen nicht klar; Nervenzellveränderungen, die für eine bestimmte Krankheit spezifisch wären, gibt es mit ganz seltenen Ausnahmen (familiäre amaurotische Idiotie) ebenfalls nicht. Auf das Ensemble der Veränderungen an den verschiedenen Teilen der Nervensystems kommt es für die Ergründung eines Krankheitsprozesses und für seine anatomische Differentialdiagnose an.

Die bei weitem wichtigsten Bilder für die Ermittelung des histologischen Gesamtbildes erhalten wir mittels der Nisslschen Methode. Sie gibt einen Überblick nicht nur über das Verhalten der Nervenzellen, sondern auch über die zellige Neuroglia und vor allem über die mesodermalen Teile des Zentralorgans, über Pia und Gefäße. Wir erkennen daran die Verbreitung herdförmiger oder diffuser Krankheitsprozesse, etwaige Beziehungen zwischen den Veränderungen des Nervengewebes zu regressiven, progressiven oder entzündlichen Gefäßprozessen und zu meningealen Veränderungen. Die verschieden starke Beteiligung der verschiedenen Rindenschichten an einer kortikalen Erkrankung ist daran sichtbar; das Nisslbild zeigt etwaige Störungen der Reihenanordnung der Rindenzellen und Anomalien der Architektonik (Verwerfung der Schichten). Das alles wird schon im Übersichtsbild deutlich; und an großen, mit Methylenblau gefärbten Hemisphärenschnitten von dem in Alkohol gehärteten und in Celloidin eingebetteten Material wird man leicht die Ausdehnung einer gröberen zentralen Erkrankung (etwa des paralytischen Prozesses oder einer arteriosklerotischen Atrophie) erkennen können.

Als Zelläquivalent-Präparat belehrt das Nissl-Bild über den Zustand der Ganglienzellen. Viele ihrer Veränderungen, welche besonders in Auflösung der Granula und unscharfer Färbung der Tigroidschollen bestehen, sind agonaler und mehr akuter Natur, etwa die Folge der letalen körperlichen Erkrankung. Nur die Kenntnis von Nissls Beschreibung aller dieser Ganglienzellveränderungen ermöglicht die richtige histopathologische Beurteilung der sehr verschiedenartigen pathologischen Zelltypen (akute Schwellung, Schrumpfung, Sklerose der Zellen und ihrer Dendriten, schwere Zellerkrankung mit auffallend starker Kernveränderung, Zellschattenbildung, Pigmententartung, Inkrustation der Golginetze usw.). Unter gewissen Bedingungen sind es nur bestimmte Zellen, die erkranken, in anderen Fällen (schwere Intoxikationen und Infektionen, familiäre amaurotische Idiotie) ist die Ganglienzellenerkrankung eine allgemeine. In der Rinde bestehen oft wesentliche Unterschiede bezüglich der Beteiligung der verschiedenen Schichten und bezüglich der Art der Zellerkrankung; so neigen die Elemente der beiden obersten Schichten bei vielen Erkrankungen mehr zu einer sklerotischen Umwandlung, die der tieferen Rinde mehr zu definitivem Zerfall und völligem Schwund.

Seine Ergänzung erhält das Granulabild im Fibrillenpräparat. Auch hier (im Bielschowsky-Präparat) lassen sich die verschiedenartigsten Erkrankungsformen an den Ganglienzellen auffinden: Auflösung und Zerfall der Fibrillen im Zellkörper und in den Fortsätzen, Verdickung, Verklumpung und Auflockerung der Fibrillen, Auseinanderdrängung der Fibrillenzüge in ampullenartig aufgetriebenen Fortsätzen oder in dem geblähten Zelleibe, Erweiterung der netzartigen endozellulären Bildungen, Rarefikation der interzellulären marklosen Fasern usw. — Man bedient sich zum Nachweis der fibrillären Veränderungen am besten der Bielschowskyschen Methode, da diese für pathologische Zwecke am sichersten arbeitet.

Bezüglich der markhaltigen Nervenfasern müssen wir uns im allgemeinen begnügen, lediglich nach Lichtungen oder Ausfällen von diffuser oder mehr herdförmiger Art zu suchen. Wenigstens sind die histologischen Vorgänge beim Zerfall der Markhülle am Markscheidenpräparat nicht klar erkennbar; allzu oft sind namentlich gewisse Quellungen, Auftreibungen und Verdickungen nur artifizieller Natur. Die Sicherheit der Weigertschen Markscheidenmethode erlaubt die Feststellung auch feinerer Ausfälle, und nur in der Rindenpathologie muß man bei der Diagnose etwaiger Ausfälle der obersten Rindengeflechte vorsichtig sein, da hier (supraradiäres Flechtwerk!) ungenügende Färbung oder zu weit gehende Differenzierung falsche Resultate geben können. Eine sichere und vollständige Darstellung gerade der feineren Rindenfasern dürfte die von mir angegebene Markscheidenfärbung am Gefrierschnitt liefern.

Von ganz besonderer Wichtigkeit ist es, die Beziehungen zwischen Markscheiden- und Achsenzylinderbild festzustellen. Denn es gibt Prozesse, die nicht — oder doch nicht von vornherein — die Nervenfaser in toto angreifen und zugrunde richten, sondern die erst die Markhülle zerstören, wie das am ausgesprochensten bekanntlich bei der multiplen Sklerose der Fall ist. Deshalb ist es notwendig, an unmittelbar aufeinanderfolgenden Schnitten eine Achsenzylinder- und eine Markscheidenfärbung vorzunehmen; das ist möglich, wenn man Gefrierschnitte verwendet, von denen man die einen nach dem Bielschowskyschen Verfahren zur Darstellung der Fibrillen, die anderen nach einer von mir angegebenen Methode zur Darstellung der Markscheiden behandelt.

An solchen Gefrierschnitten vermag man oft auch pathologische Gliawucherungen zur Darstellung zu bringen, so daß man dann nebeneinander Achsenzylinder, Markscheiden- und Gliabilder zum Vergleich hat. Denn darauf kommt es ja für die histologische Analyse eines zentralen Prozesses nicht zum wenigsten an, die Reaktion des gliösen Stützgewebes auf den Untergang funktiontragender Nervensubstanz zu erforschen. Diese ist je nach der verschiedenen Art und nach dem mehr akuten oder mehr chronischen Verlauf des Prozesses eine recht verschiedene; sie ist außerdem abhängig von dem Sitze, welchen der betreffende lokalisierte oder diffuse Prozeß im Zentralorgan hat. Letzteres zeigen am evidentesten die Unterschiede, welche zwischen Rinden- und Markherden bestehen; mit dem Mangel an faserbildenden Gliazellen in den mittleren Hauptteilen der Rinde hängt es zusammen, daß ein Rindenherd im Verhältnis zu dem dichtfasrigen Markherd auffallend gliafaserarm ist oder geradezu frei von einer fasrigen Gliawucherung erscheint.

Von größerer Bedeutung als bei herdförmigen, schon im Markscheidenbilde erkennbaren Ausfällen ist die Darstellung der Glia bei diffusen zentralen Prozessen. Denn die Vermehrung der zelligen und fasrigen Glia erlaubt uns ja auch dort einen Schluß auf den Untergang von funktiontragendem Nervengewebe, wo dieses letztere nicht in einer für unsere Methoden erkennbaren Weise verändert erscheint. Bei der Kompliziertheit und Fülle der nervösen Strukturen — vor allem in der Rinde, aber auch selbst in dem viel einfacher gebauten Rückenmark — erhalten wir bei Berücksichtigung lediglich des nervösen Gewerbes nur allzuoft keinen Aufschluß über dessen Veränderung und Ausfall, während wir solche viel eher an der Reaktion der Glia erkennen und so auf Umwegen zum Ziel zu gelangen vermögen. Und die Glia zeigt nicht nur den Untergang funktiontragender Nervensubstanz an, sondern sie hat sehr oft auch etwas für den bestimmten Prozeß Eigentümliches, wie z. B. bei der Paralyse, der senilen Demenz, der Epilepsie. Es kommt also darauf an, nicht nur eine Vermehrung der Glia festzustellen, sondern auch deren Eigenart zu ermitteln.

Wir besitzen zu diesem Zwecke Methoden, die entweder vorwiegend das fasrige Stützgerüst oder vorwiegend den protoplasmatischen Anteil und die netzartigen Strukturen der Glia zur Anschauung bringen. Gerade das Studium der Veränderungen an der zelligen Glia darf über der Analyse der farsigen Gliaveränderungen nicht vernachlässigt werden. Das gilt besonders für die mittlere Rinde, wo die Gliazellen im allgemeinen überhaupt nicht die Neigung besitzen, mit einer Faserbildung auf den Ausfall nervöser Substanz zu reagieren, und wo, wie gesagt, eine fasrige Glia fast fehlt. Hier haben wir vor allem nach einer Vermehrung der sog. Trabantzellen um die Ganglienzellen zu sehen, nach Vergrößerung der normalerweise am Methylenblau-Präparat eben sichtbaren Zelleiber, Verbreiterung der ausgefransten Fortsätze, Zusammenfließen der zelligen Elemente zu rasenartigen Bildungen, Vermehrung der färbbaren Substanz im Plasma, Verhalten des Kernchromatins usw. Im Gegensatz zu diesen progressiven Veränderungen machen sich regressive Umwandlungen an den Gliazellen in einer abnorm dunklen Färbung des Zelleibes und seiner Fortsätze, in Einlagerung von fettigen und pigmenthaltigen Massen, pyknotischer Umwandlung des Kernes usw. kenntlich. An der zelligen wie fasrigen Glia sind deren Beziehungen zu den pialen und vaskulären Oberflächenzonen zu berücksichtigen, ferner die Neigung der fasrigen Glia zur Bildung dichter, kernarmer Filze oder auch zur Bildung breiter von Protoplasma umhüllter Faserbündel. — Leider arbeiten die Methoden, deren wir uns hier bedienen — die Weigertsche Gliafasermethode einerseits, die Zellmethoden von Nissl, Bevan-Lewis, Alzheimer, Held, Fieandt andererseits — noch nicht mit der Sicherheit bzw. Vollständigkeit, daß wir über die Feinheiten der gliösen Strukturen in einer für pathologische Zwecke völlig befriedigenden Weise Aufschluß erhielten. Gerade für die komplizierten grauen Massen, in erster Linie für die Rinde, gilt dies.

Die **Neuroglia** hat nun noch die sehr wichtige Aufgabe, sich an der **Auflösung** und **Wegschaffung** des **zerfallenen Nervengewebes** zu beteiligen. Wo nervöses, ganz besonders wo markhaltiges Gewebe zugrunde geht, sehen wir die Gliazellen mit fettartigen Stoffen angefüllt. Auch Pigment von Blutungen oder zerfallenden melanotischen Geschwülsten usw. nehmen sie auf. Die Gliazellen können (z. B. bei stürmischen Systemdegenerationen) ganz von myelinoiden, fettähnlichen Massen vollgepfropft sein, sich abrunden und kugelige Elemente darstellen. Solche gliogenen Körnchenzellen, die in den Maschen ihres gittrigen Zelleibes Fetttröpfchen führen, sehen wir regelmäßig bei akuten Zerfallsvorgängen, besonders bei herdförmigen plötzlichen Zerstörungen, wie z. B. auch bei den frischen Plaques der multiplen Sklerose. Von ganz besonderer Wichtigkeit ist es schließlich, zumal in der Rindenpathologie, daß die Glia mit der **Bildung passagerer Zelltypen** auf die **akuten Zerfallsvorgänge reagiert. Amöboide** Gliazellen haben die Auflösung und den Transport degenerierten Nervenmaterials zu besorgen. **Alzheimer** hat uns das gelehrt und gezeigt, wie wir an solchen akut auftretenden, kurzlebigen amöboiden Elementen den Ausfall von nervöser Substanz erkennen, wo uns andere histologische Bilder darüber nichts sagen. Ihre Anwesenheit kann uns bei chronischen Erkrankungen zeigen, daß etwa ein neuer, akuter Schub aufgetreten war, und wo der zentrale Prozeß seine letzten Fortschritte gemacht hat. In den Gliazellen können wir gewisse Zerfallsprodukte darstellen, und zwar fettige und pigmentartige Substanzen, ferner eigenartige Granula, welche durch ihre besondere Färbbarkeit mit Methylblau, **Mallory**schem Hämatoxylin, Lichtgrün, Säurefuchsin u. ä. Farbstoffen zur Anschauung gebracht werden und beim Zerfall der Gliazellen auftreten. Die Wichtigkeit einer Darstellung solcher Substanzen und die Bedeutung ihrer Beziehungen zu den **Abbau**vorgängen im Nervensystem ist gerade neuerdings durch die Untersuchungen **Alzheimers** dargetan worden.

In der Histopathologie des Nervensystems und vor allem der Rinde spielt die Darstellung der freien und der von Zellen eingeschlossenen **Abbauprodukte** jetzt eine besondere Rolle; denn wie die Neuroglia durch Wucherung und Bildung eigenartiger Zellformen, so zeigen uns auch diese Abbauprodukte indirekt Veränderungen der nervösen Substanz an, welch letztere selbst uns oft verborgen bleiben. Darin vor allem liegt der Wert ihres Nachweises, für den wir besondere Methoden besitzen wie in erster Linie die Fettfärbemethoden (Scharlachrot- und Sudanfärbung am Gefrierschnitt, Karbolfuchsin-Methylenblaufärbung am Alkoholpräparat, Osmiumfärbungen verschiedener Art), ferner die verschiedenen Verfahren zur Darstellung der fuchsinophilen, fibrinoiden u. a. Granula, der basophilen, protagonoiden Stoffe usw. Wir haben solche Abbauprodukte natürlich nicht nur in den Gliazellen zu suchen, sie können auch, im pathologischen Stoffwechsel der Ganglienzellen entstanden, in diesen selbst noch liegen bleiben (Fett- und Pigmententartung der Ganglienzellen, Zellerkrankung bei familiärer amaurotischer Idiotie); oder sie liegen frei im Gewebe, in den adventitiellen Lymphräumen, in der Pia und in den Gefäßwandzellen.

Es bleibt die wichtige Untersuchung der Hüllen und der Gefäße des Nervensystems. Von den Abbauprodukten, die wir dort frei und in Zellen eingeschlossen finden, sprachen wir eben. Eine besondere Bedeutung in der Pathologie zentraler Prozesse besitzen diese mesodermalen Teile des Zentralorgans weiter insofern, als pathologische Prozesse in den Meningen und Gefäßen auf die zentrale Substanz übergreifen können, wie das z. B. bei Entzündungsvorgängen (Tuberkulose, Lues, eitrigen Prozessen usw.) oder bei Neubildungen der Fall ist. Ferner können diffuse infiltrative Vorgänge, selbst wenn sie die Grenzen, die zwischen Ektoderm und Mesoderm bestehen, im großen und ganzen respektieren, das zentrale Gewebe in Mitleidenschaft ziehen, während sie selbständige Degenerationen als ebenfalls selbständige Vorgänge begleiten (Paralyse, Schlafkrankheit, Lyssa usw.). Für die Darstellung solcher Veränderungen genügen im allgemeinen die in der Histopathologie sonst üblichen Kern- und Doppelfärbungen; eine spezielle Darstellung (Färbung nach Nissl oder mit Toluidinblau, Färbung nach Unna-Pappenheim) empfiehlt sich für die auch in der Neurohistologie so wichtige Plasmazelle (bei Paralyse, Schlafkrankheit, multipler Sklerose, Enzephalitiden usw.).

Proliferative Vorgänge an den Gefäßwänden und der Pia können zu Bindegewebsvermehrung und Verdickung führen. Bei manchen herdförmigen Läsionen und diffusen Prozessen kommt es zu Wucherungen der Gefäßwandzellen, zur Vermehrung der Endothelien, Endothelknospung und Gefäßneubildung (Erweichungsherde, Paralyse, manche Formen der Hirnlues, Schlafkrankheit usw.). Während bei herdförmigen Zerstörungen die Gefäßneubildungen ohne weiteres klar erkennbar sind, ist das bei diffusen Prozessen anfangs nicht immer leicht. Man orientiert sich am einfachsten, wenn man Schnitte in Weigertschem Resorcin-Fuchsin 24 Stunden färbt; in manchen Fällen läßt auch die Glia- oder Fibrinfärbung die Blutgefäße wie injiziert erscheinen, so daß man daran einen Überblick über die Gefäßmenge und auch über neue, noch nicht lumenhaltige solide Gefäßstränge erhält. Solche verhältnißmäßig einfach zu deutenden Bilder erleichtern das Auffinden und die Erkennung von Gefäßneubildungen am Nissl-Bild, das die histologischen Details dann deutlich illustriert. — Die adventitiellen Elemente können sich bei ihrer Vermehrung unter Umständen von der Gefäßwand ablösen und frei als „Stäbchenzellen" vorkommen. Gefäßwandelemente geraten in Wucherung und lösen sich aus dem Verband bei groben Zertrümmerungen zentraler Substanz, wo sie die Resorption der Zerfallsmassen zu besorgen haben; sie wandeln sich hier in Körnchenzellen um, die im Nissl-Präparat (wie ihre gliogenen Genossen) durch ihren gittrigen Bau gekennzeichnet sind, und in denen sich z. B. mit der Fett- und Markscheidenfärbung die betreffenden Zerfallsprodukte nachweisen lassen.

Sehr viele Veränderungen des zentralen Gewebes — nicht allein die groben herdförmigen, sondern auch die mehr diffusen Alterationen — erklären sich als Folgen regressiver Vorgänge an den Blutgefäßen; diese beeinträchtigen eben die Ernährung der nervösen Substanz. Auf die Darstellung solcher Veränderungen der Blutgefäße ist deshalb besonderes Gewicht zu legen. Vielfach genügen dazu die gewöhnlichen Doppelfärbungen, vor allem die van Giesonsche Färbung, zumal diese auch z. B. auf gewisse Umbildungsprodukte eine gute Farbreaktion gibt. Auf die speziellen Gefäßerkrankungen, wie etwa auf die amyloide Entartung usw., muß unter Umständen mit den in der Histologie sonst üblichen speziellen Färbungen untersucht werden. Stets verlangt die Elastica eine elektive Darstellung, welche am klarsten die Weigertschen Resorcin-Fuchsin-Methode liefert.

Drittes Kapitel.

Das Fixieren.

Der Erfolg der histologischen Untersuchung des Nervensystems kann von vornherein dadurch in Frage gestellt und vereitelt werden, daß das aus dem Organismus entfernte Nervensystem nicht mit der nötigen Sorgfalt behandelt wird.

In erster Linie ist eine Berührung des Zentralorgans mit Wasser zu vermeiden, man erhält sonst, zumal bei den feineren Zellfärbungen, außerordentlich viel Kunstprodukte, die den Anfänger zu Irrtümern in der Beurteilung verleiten können, und auch das markhaltige Gewebe erfährt Quellungen, die sich im Markscheidenpräparat und besonders im Chromosmiumpräparat störend bemerkbar machen. Man muß es deshalb auf das peinlichste vermeiden, das Gehirn, zumal wenn es in Schnitte zerlegt ist, mit Wasser abzuspülen.

Dann hat man sich davor zu hüten, eine zu weit gehende Zerlegung des Nervensystems bei der Sektion vorzunehmen. Wo es sich um die topographische Analyse von Herderkrankungen oder um die Verfolgung von Bahnen handelt, kommt es natürlich auf eine möglichst zweckentsprechende Zerteilung des Zentralorgans an. Geradezu unbrauchbar wird das Gehirn, wenn man es nach der Virchowschen Methode in dünne Scheibchen zerlegt. Viel zweckmäßiger als diese Methode ist die Herausschälung des Hirnstammes aus den Hemisphären nach Meynert; und am einfachsten und sichersten ist es, durch das Großhirn lediglich 3 oder 4 Frontalschnitte zu legen, nachdem man vorher den Hirnstamm durch senkrecht auf die Hirnschenkel gerichtete Schnitte abgetrennt hat. Man beraubt sich so nicht der Möglichkeit, etwa degenerierte Fasersysteme möglichst lückenlos zu verfolgen; und man kann sich auch im großen und ganzen die Konfiguration der wichtigsten Windungen des Mantelhirns für die detaillierte Fixierung erhalten.

Weiter ist davor zu warnen, nach der früher üblichen Manier die Meningen vom Rindengrau abzulösen. Es springt ja auch für die makroskopische Diagnose nicht viel dabei heraus, wenn man wirklich feststellt, daß eine sog. „Dekortikation“ erfolgt, d. h. daß sich die Meningen nicht ohne Verlust von Rinden substanz ablösen lassen. Jedenfalls ist der Schaden, den man damit oft anrichtet, viel größer, da es wesentlich wichtiger ist, die Meningen über den Windungen mikroskopisch untersuchen und ihre Beziehungen zur Randglia und zu Gefäßen und Infiltraten feststellen zu können.

Wir sahen dann eingangs, daß für eine erfolgreiche histologische Untersuchung alles auf die Anwendung elektiver Färbemethoden ankommt, und diese verlangen erstens eine möglichst frische Fixierung des Zentralorgans und zweitens ein Einlegen in die für die verschiedenen Elektivmethoden verschiedenen Flüssigkeiten.

Es ist deshalb notwendig, die Sektion sobald als möglich vorzunehmen, und im allgemeinen gilt der Satz, daß man histologisch zuverlässige Präparate nur dann erhalten kann, wenn eine Fixierung des Gewebes innerhalb der ersten 24 Stunden nach dem Tode möglich war. Natürlich ist eine Fixierung damit noch nicht erreicht, daß man das Gewebsstück einfach in die betreffende Flüssigkeit bringt, sondern man hat dafür Sorge zu tragen, daß die Flüssigkeit auch wirklich bald das Material durchdringen kann. Ein solches Hineindringen der Fixierungsflüssigkeit ist nicht möglich, wenn man etwa das ganze Gehirn, wie es häufig geschieht, in einer Formollösung härtet. Ein solches Einlegen des ganzen Gehirns in Formol ist gewiß unter Umständen, namentlich wo es auf die topographische Erhaltung etwa eines leicht zerfließenden Erweichungsherdes ankommt, recht zweckmäßig. Aber man muß sich darüber klar werden, daß man ein solches in toto fixiertes Gehirn im allgemeinen eben nur für die genauere anatomische Herdumgrenzung gebrauchen kann, und daß es für feinere histologische Untersuchungen verloren ist; will man an solchen Gehirnen auf degenerierte Fasersysteme mittels der Markscheidenmethode untersuchen, so sollte man nach 24- oder 36 stündiger Fixierung die Zerlegung des Gehirns in Frontalschnitte vornehmen. Schröder härtet in einer mit Formol versetzten Müllerschen Flüssigkeit an, der so viel Glyzerin zugefügt ist, daß das Gehirn gerade schwimmt.

Beim Herausschneiden der einzelnen Stücke bedient man sich am besten des Rasiermessers oder einer spitzen und scharfen Schere; die Anwendung der letzteren empfiehlt sich besonders für das Herausschneiden der Rindenstücke. Wo es daraufankommt, Hemisphärenschnitte anzufertigen oder, wo man, wie für die Degenerations-Methoden, später möglichst lückenlose Serien durch den Hirnstamm anlegen will, empfiehlt sich die Benutzung spezieller Schneideapparate, mit welchen man gleichmäßige parallele Schnittflächen erhält. Diesem Zweck dient der von Starlinger angegebene Apparat und besonders das Edingersche Makrotom. Das Zerschneiden des Zentralorgans in feinere Scheiben mittels dieser Apparate wird am besten erst dann vorgenommen, wenn das Material in Formol oder Müllerscher Flüssigkeit angehärtet ist.

Wo es sich um normal-histologische Untersuchungen handelt, ist es ja klar, daß das Stück aus dem Nervensystem herausgeschnitten wird, auf welches es dem Untersucher jeweils ankommt, und es ist zwecklos, darüber allgemeinere Ratschläge zu geben. Das gilt auch für die faseranatomische und topographische Untersuchung in Fällen von systematischen Degenerationen und Herderkrankungen. Dagegen ist es bei den diffusen zentralen Erkrankungen nicht immer leicht, gerade das Wichtige bei der Zerlegung des Gehirns für die spätere Untersuchung herauszuwählen, da sich makroskopisch die Veränderungen in ihrer Verteilung keineswegs immer deutlich anzeigen. Deshalb sollte man es sich zur Regel machen, immer zahlreiche regionär verschiedene Teile des Gehirns für die histologische Untersuchung einzulegen, da ja eine Untersuchung des gesamten Zentralorgans nach den verschiedenen Methoden nicht wohl durchführbar ist. Da nun die diffusen Prozesse eine oft recht wechselnde Lokalisation besonders in den einzelnen Teilen des Großhirns haben, und da die einzelnen Windungen mit Rücksicht auf den Schichtenbau normalerweise große Unterschiede aufweisen, so wird man sich daran gewöhnen müssen, immer wieder die Bilder möglichst von denselben Windungen miteinander zu vergleichen. Wir schneiden aus dem Großhirn stets folgende Stücke heraus:

1. Aus der ersten Frontalwindung, und zwar aus ihrem hinteren auf die mediale Fläche übergreifenden Bezirke,
2. aus den beiden Zentralwindungen etwa an der Grenze des mittleren und oberen Drittels,
3. aus der ersten Temporalwindung,
4. der Insel links,

5. der Gegend des Ammonshorns,
6. der Gegend der Fissura calcarina.

Vom Hirnstamm wählen wir je ein Stück aus

1. den vorderen Partien des Corpus striatum,
2. dem Thalamus opticus,
3. der Augenmuskelregion,
4. der Gegend der Olive,
5. dem Wurm und den Hemisphären des Kleinhirns.

Vom Rückenmark sind mindestens 5 oder 6 verschiedene Höhen zu untersuchen, sofern eben nicht systematische oder herdförmige Degenerationen eine eingehendere Durchsuchung dieses Organs verlangen. Man wählt am zweckmäßigsten Stücke aus

1. der Halsanschwellung,
2. der Lendenanschwellung,
3. dem unteren Dorsalmark und noch je ein Stück aus
4. dem Hals-, Brust- und Sakralmark.

Ein besonderes Signieren der Stücke ist für den Geübten gewöhnlich nicht nötig; am Rückenmark kennt man sich bald an den verschiedenen Segmenten und ihrer Konfiguration aus, und auch an den einzelnen Hirnwindungen lernt man sich zumal auf Grund des Zellschichtenbaues der Rinde zurechtfinden. Letzteres setzt aber eine große Erfahrung voraus, und man wird anfangs gut tun, dort, wo es auf die Feststellung lokalisierter Veränderungen ankommt, die einzelnen Stücke zu markieren. Man tut das, indem man kleine Kartonstückchen mit der betreffenden Bezeichnung mittels Nadel und Faden an einer Ecke des Stückes befestigt oder beim Rückenmark an eine Wurzel bindet, oder indem man jedes Stück in ein Gazesäckchen (zusammen mit dem Kartonstück) einbindet.

Danach ist die wichtige Frage der Art der Fixierung zu entscheiden; sie ist einfach, wo es auf die Darstellung normaler histologischer Eigentümlichkeiten ankommt; man wählt eben da die für die betreffende Methode angegebene Fixierungsart. Bei dem pathologisch-anatomischen Präparat dagegen haben wir uns zuvor darüber klar zu werden, was in dem betreffenden Fall vor allen Dingen histologisch dargestellt werden muß, und es bedarf einer genaueren Kenntnis der in dem zweiten

Kapitel kurz aufgeführten allgemeinen histopathologischen Tatsachen und einer gewissen Erfahrung auf diesem Gebiet, um hier das Richtige zu treffen. Ich erwähne nur, daß es ja bei der Verfolgung sekundärer Degenerationen nicht immer leicht zu entscheiden ist, ob man hier mehr Glück mit der Marchischen Methode für die Feststellung frischer Zerfallsprodukte haben wird, oder ob die Anwendung der Markscheidenmethode von größerem Erfolg sein dürfte, die uns über alte Ausfälle Aufschluß gibt; und weiter haben wir in solchen Fällen in Erwägung zu ziehen, ob wir bei der Untersuchung der Ursprungs- und Endregion einer zerstörten Bahn vielleicht mit Hilfe der Zellmethode oder auch mit Hilfe der Neurogliafärbungen wichtige Erhebungen machen können (s. S. 16).

Wo es sich aber wieder um diffuse Prozesse handelt, oder wo wir etwa eine Geschwulst oder eine Erweichung in ihren verschiedenen histologischen Eigentümlichkeiten erkennen und nicht etwa nur ihre Lage präzisieren wollen, da empfiehlt es sich, möglichst alle in der Neurohistologie wichtigen Elektivmethoden anzuwenden und dementsprechend von vornherein eine verschiedenartige Fixierung an den verschiedenen in Betracht kommenden Teilen des Zentralorgans vorzunehmen.

Unter den Fixierungsflüssigkeiten sind folgende vier die in der Neuropathologie wichtigsten:

1. Der 96prozentige Alkohol.

Die Alkoholfixierung ist die unerläßliche Vorbedingung für eine erfolgreiche Darstellung des Ganglienzelleibes und der Tigroidsubstanz; wir erhalten nur von dem in 96 proz. Alkohol fixierten Material das Nisslsche Zelläquivalentbild. Außerdem ist diese Alkoholfixierung notwendig für die färberische Darstellung der Gliazellen mit basischen Anilinfarbstoffen und für die Färbung der Plasmazellen (nach der Unna-Pappenheimschen Methode, mit Toluidinfärbung o. ä.).

2. Das Formol.

Man gebraucht zur Fixierung eine 10 proz. Lösung von dem käuflichen 40 proz. Formaldehyd. [Für manche Färbungen, wie

z. B. für die Bielschowskysche Methode, nimmt man auch eine etwas stärkere (12—20 proz.) Formollösung.] Von dem in Formol fixierten Material läßt sich an Gefrierschnitten die in der Histopathologie wichtigste Neurofibrillenfärbung, nämlich die von Bielschowsky, ausführen, außerdem die Markscheidenfärbung nach Verfasser und die Färbung gewisser in Alkohol, Xylol und Äther löslichen Abbaustoffe, wie z. B. des Fettes. Das in Formol fixierte Material ist nach besonderer Beizung mit Chrom- oder Kupfersalzen für die Markscheiden- und die Gliafärbung ausgezeichnet verwendbar.

3. Die Weigertsche Neurogliabeize.

Man stellt sie sich her, indem man in

kochendes Wasser	100,0 ccm
Fluorchrom	2,5 g

tut, durch Aufkochen löst und danach, solange diese Lösung noch kochend ist (nach Ausdrehen der Flamme), zuerst

Gewöhnliche Essigsäure	5 Teile,

dann

fein gepulvertes neutrales essigsaures Kupferoxyd	5 ,,

unter starkem Umrühren zusetzt. Zu dieser Flüssigkeit werden nach dem Erkalten noch 10 Prozentteile Formol (der käuflichen Lösung) hinzugefügt.

Diese Gliabeize dient zur Fixierung und Beizung des für die Weigertsche Gliafaserfärbung bestimmten Materials, welche man jedoch auch an den ursprünglich in Formol fixierten und nachträglich mit dieser Beize behandelten Stücken ausführen kann. Notwendig ist die primäre Fixierung des nervösen Gewebes in dieser Beize, wo man die histologische Darstellung gewisser akuter Gliazellveränderungen, speziell der amöboiden Gliazellen beabsichtigt (Alzheimers Methoden).

4. Die Müllersche Flüssigkeit

setzt sich zusammen aus

Kal. bichrom.	2,5
Natr. sulfur	1,0
Aq. dest.	100,0

Die Müllersche Flüssigkeit dient zur Fixierung von Material, an dem die Karminfärbungen, die Weigertsche Markscheidenfärbung und ihre Modifikationen und die Marchische Chrom-Osmiummethode vorgenommen werden sollen.

Die Müllersche Flüssigkeit war früher gewissermaßen schlechthin die Fixierung für das Nervensystem, zumal in einer Zeit, wo man das Nervengewebe vorwiegend mit Karmin färbte. Jetzt ist das anders geworden. Die Karmine werden seltener verwendet, weniger wohl deshalb, weil sie, wie oft behauptet wird, nicht mehr so gute Bilder wie früher liefern, sondern weil die elektiven Färbemethoden ihnen an Wert für die histologische Analyse weit überlegen sind. Und auch für die Markscheidenfärbungen nach Weigert ist die Müllersche Flüssigkeit nicht entfernt mehr so wie früher als Fixierungsmittel im Gebrauch; man muß ja das Rückenmark etwa 3 Monate, das Gehirn 4—6 Monate in Müllerscher Flüssigkeit fixieren bzw. beizen, wenn man eine ordentliche Markscheidenfärbung erzielen will; und auch dann ist der Erfolg keineswegs immer sicher, weil speziell für die Hirnrinde die Chrombeizung in Müllerscher Flüssigkeit, selbst wenn diese gut gewechselt wird, oft nicht recht ausreicht. Es bedeutete deshalb einen ganz besonderen Fortschritt, als Weigert eine **Schnellbeize** für die Chromierung der Markscheiden angab; in dieser braucht man Rückenmarkstücke (0,5—1 cm dick!) durchschnittlich nur 5 Tage, Rindenstücke 8 Tage zu belassen, und nur wenn es sich um größere und etwas dickere (1—1,5 cm) Stücke handelt, muß man die Beizung etwa auf 14 Tage ausdehnen. Damit wird nicht nur das sonst so äußerst langweilige Verfahren der Markscheidendarstellung erheblich abgekürzt, sondern es ist auch die Chrombeizung und damit die Vorbereitung für die spätere Markscheidenfärbung eine bedeutend sicherere. Diese Schnellbeize wendet man an dem in Formol fixierten Material an. Und auch darin liegt ein besonderer Vorteil dieser Methode, daß man das Material beliebig lange (jahrelang) in Formol aufheben kann; es wird darin nicht, wie das in Müllerscher Flüssigkeit schon nach einigen Monaten, sicherlich aber nach Jahresfrist, zu geschehen pflegt, brüchig, sondern es kann eben zu jeder beliebigen Zeit für die Markscheidenfärbung weiter behandelt werden. Diese Weigertsche **Schnellbeize** ist folgendermaßen zusammenzusetzen:

doppeltchromsaures Kali	5	ccm
Fluorchrom	2	,,
Aq. dest. (kochend!)	100	,,

Die Müllersche Flüssigkeit ist demnach durch das Formol und durch die Weigertsche Schnellbeize aus ihrer früheren, angesehenen Stellung verdrängt. Für notwendig oder doch für sehr zweckmäßig halte ich die primäre Fixierung in Müllerscher Flüssigkeit nur, wo später die Marchische Chromosmiummethode zum Nachweis frischer Degenerationen angewendet werden soll, da hier die Formolfixierung sehr häufig zu verschwommenen und nicht immer leicht zu deutenden Bildern Anlaß gibt.

Das in Formol fixierte Material können wir nach dem eben Gesagten also für die allerverschiedensten Elektivmethoden verwenden, für die Markscheiden-, Fibrillen-, Neurogliafaserfärbung, ferner für die Darstellung gewisser Abbauprodukte (Fett u. ä.) und weiter auch für Kern- und Zellfärbungen; nur erhält man dann kein Nervenzelläquivalentbild im Sinne von Nissl, aber man kann sich daran doch im großen und ganzen über Ganglien-, Glia- und Geschwulstzellen usw. orientieren. Von ganz besonderer Wichtigkeit ist weiter, daß wir an dem formolfixierten Material Gefrierschnitte herstellen können, an denen sich die verschiedenartigsten Färbungen, wie besonders die Markscheiden-, Fibrillen-, Fettfärbungen und unter Umständen auch Gliafärbungen ausführen lassen. Auf diesen Modus der Untersuchung, bei welchem an unmittelbar aufeinanderfolgenden Schnitten diese verschiedenen Färbungen zur histologischen Vergleichung vorgenommen werden, ist ganz besonders Wert zu legen.

Aus alledem ergibt sich also, daß wir

1. für die Darstellung der **Ganglien-** und der **Neurogliazellen** nach **Nissl** sowie für die Färbung von Infiltratzellen (speziell **Plasmazellen**) das Gewebe **in 96 proz. Alkohol** fixieren müssen;

2. für die Darstellung der **Neurofibrillen,** der **Markscheiden,** der **Neurogliafasern,** die **Fettfärbung** und für die **vergleichende histopathologische Untersuchung an Gefrierschnitten** ist **Formol**fixierung nötig;

3. für die Darstellung der **Gliafasern** und besonders gewisser **akuter Gliazellveränderungen** empfiehlt sich die Fixierung in **Weigertscher Neurogliabeize**;

4. für die Darstellung der **frischen Degenerationsprodukte** von markhaltigem Nervengewebe nach der **Marchischen** Chromosmiummethode (und eventuell auch für die Darstellung der Markscheiden) fixieren wir in **Müllerscher Flüssigkeit.**

Nach dem vorhin Gesagten ist es klar, daß die besondere Art der Fixierung eben von der Eigenart des Falles und von dem speziellen Zweck der Untersuchung abhängen wird. Bei den diffusen Prozessen, und wo eine möglichst umfassende Untersuchung mittels der verschiedenen Elektivmethoden durchgeführt werden soll, empfiehlt es sich, aus den vorhin genannten Teilen des Zentralorgans je drei benachbarte Stücke herauszuschneiden und davon eines in Alkohol, eines in Formol und eines in die Gliabeize zu tun; nur für das Studium frischer Degenerationen ist dann noch die Fixierung in Müllerscher Flüssigkeit notwendig, die in besonders gelegenen Fällen ja natürlich auch die hauptsächliche Fixierungsart (etwa des Rückenmarks oder Hirnstammes) sein könnte, nämlich da, wo es auf die Verfolgung frischer Faserdegenerationen (Marchi) über lange Strecken des Zentralorgans ankommt. Der Rest des Materials wird am besten natürlich auch konserviert, da man ja sehr häufig dem Fall bei der Sektion nicht ansehen kann, ob und nach welcher Richtung er histopathologisches Interesse haben könnte. Es empfiehlt sich nach dem eben Gesagten, diesen Rest in Formol zu fixieren und darin aufzubewahren.

Für alle Fixierungsflüssigkeiten gilt, daß sie in reichlichen Mengen verwandt werden müssen, so daß sie das Volumen des Materials um das 20 fache (Alkohol sogar um das 40—50 fache) übertreffen. Das Formol braucht nur in den ersten Tagen einmal gewechselt zu werden, später kann man alle Viertel- oder Halbjahr die Flüssigkeit erneuern. Ähnliches gilt für die Weigertsche Neurogliabeize, die einen Formolzusatz enthält. Wesentlich dagegen ist das Wechseln der Müllerschen Flüssigkeit, denn sonst wird die Chrombeizung beeinträchtigt, und häufig kommt es auch zum Faulen der darin aufbewahrten Organstücke; man kann letzteres vermeiden, indem man Kampferstückchen hinzusetzt. In den ersten 3 Wochen soll die Müllersche Flüssigkeit alle 2—3 Tage gewechselt werden, später etwa alle 2—3—4 Wochen; nach etwa 8 Monaten ist in der Regel das Material nur noch wenig für histologische Zwecke brauchbar. Von ganz besonderer Wichtigkeit ist die häufige Erneuerung des 96 proz. Alkohols, zumal das darin fixierte Material vorwiegend uneingebettet geschnitten werden soll (Nissl-Färbung). Es ist unbedingt nötig, den 96 proz. Alkohol schon innerhalb der ersten 24 Stunden nach der Sektion einmal zu wechseln, dann innerhalb der ersten Woche noch zwei oder dreimal, später alle 8 Tage und nach 4 Wochen durchschnittlich zunächst noch alle Monat 1 mal. Bei altem Alkoholmaterial erkennt man die Notwendigkeit eines Wechselns der Flüssigkeit daran, daß der Alkohol sich seifig anfühlt und bei Wasserzusatz (im Reagenzglase) eine stark milchige Trübung aufweist. Sorgsam ist darauf zu achten, daß der Alkohol in dem Konservierungsglase nicht verdunstet, bzw. daß neuer Alkohol zugegossen wird, damit das Material nicht an der Oberfläche eintrocknet. Besser als an Gefäßen mit eingeschliffenem Deckel läßt sich das vermeiden, wenn man das Material in gewöhnlichen flaschenartigen, breiten Gläsern mit Korkstöpsel aufhebt; diese haben auch den Vorzug der Billigkeit. — —

Soweit für einzelne Färbemethoden spezielle Fixierungsflüssigkeiten angewandt werden, werden diese gelegentlich der Besprechung der betreffenden Methode genannt werden. Von einigen häufiger gebrauchten Fixierungsmitteln seien hier noch erwähnt:

Die Orthsche Mischung. Sie setzt sich zusammen aus 10 Volumteilen 40 proz. Formols und 100 Volumteilen Müllerscher Flüssigkeit. Nach 4 Tagen scheiden sich Kristalle aus, und die Mischung muß neu hergestellt werden.

Diese Fixierung eignet sich besonders für eine spätere Karminfärbung; sehr schön werden die Kerne und auch die Kernteilungsfiguren fixiert.

Das Sublimat in einer heißgesättigten Lösung (7,5 g Sublimat auf 100 ccm 0,5 proz. Kochsalzlösung). Fixierung darin 4 bis 6 Stunden. Gründliches Auswaschen in Wasser (24 Stunden). Nachhärtung in Alkohol von langsam steigender Konzentration: je 24 Stunden in 30-, 50,- 70-, 90- usw. proz. Alkohol. Um Sublimatniederschläge zu vermeiden, setzt man dem

Alkohol einige Tropfen Jodtinktur (bis er weinrot aussieht) hinzu.

Das Sublimat fixiert Kernstrukturen und Mitosen sehr schön.

Die Zenkersche Flüssigkeit ist Müllersche Flüssigkeit, der 5 Prozentteile Sublimat und 5 Prozentteile Eisessig zugesetzt sind.

Die Flemmingsche Flüssigkeit ist ein Chromosmiumessigsäuregemisch von folgender Zusammensetzung:

2 proz. wässerige Osmiumsäurelösung . . .	4,0
1 proz. wässerige Chromsäurelösung . . .	15,0
Eisessig	1,0

Auch die Flemmingsche Flüssigkeit dient vor allem der Darstellung von Kernteilungsfiguren. Zu diesem Zwecke fixiert man kleine Gewebsstücke 2—3 Tage in dem Gemisch, wäscht mehrere Stunden in Wasser aus, härtet langsam in Alkohol von allmählich steigender Konzentration nach.

Für die Darstellung der amöboiden Gliazellen und ihrer Einschlüsse empfiehlt sich die Behandlung des zuvor in Formol fixierten Materials in Flemmingscher Flüssigkeit (vgl. Alzheimers Methode S. 109).

Viertes Kapitel.

Das Einbetten und Schneiden.

Für die Herstellung von Präparaten muß das fixierte Gewebe die zum Schneiden notwendige Konsistenz besitzen. Manche Fixierungsmittel geben dem Gewebe bereits den genügenden Härtegrad, wie z. B. der 96 proz. Alkohol und unter Umständen auch die Bichromatlösungen. Sonst muß das Material erst (in Alkohol) nachgehärtet und in gewisse Medien eingeschlossen werden: Einbettung in Celloidin oder Paraffin. Oder es wird endlich das Material durch Gefrierenlassen mit Hilfe von Kohlensäure schnittfähig gemacht (Gefriermethode).

I. Das „Uneingebettet-Schneiden“

spielt bei den neurohistologischen Untersuchungen eine besonders große Rolle, zumal die wichtigste Methode der histopathologischen Untersuchung des Nervensystems, nämlich die Nisslsche Färbung, verlangt, daß das Präparat vom uneingebetteten Block gewonnen wird. Bei genügendem Wechsel des 96 proz. Alkohols (vgl. S. 35) erreicht das Gewebe eine so gute Konsistenz, daß sich ohne weiteres dünne Schnitte auf dem Mikrotom gewinnen lassen; dabei muß das Celloidinmesser schräg gestellt sein, und zwar in einem möglichst spitzen Winkel zur Achse des Mikrotomschlittens, so daß die Schneide des Messers gut ausgenützt werden kann; der in 96 proz. Alkohol gehärtete Block, welcher mittels Gummi arabicum auf einen Holzklotz aufgeklebt wird, ist unter 96 proz. Alkohol zu schneiden. Das Genauere über die Methodik ist auf S. 59 mitgeteilt.

Nicht ganz so sicher, aber bei genügendem Wechseln doch ziemlich häufig, läßt sich eine Schnittfähigkeit des Gewebes bei Fixierung und Härtung in Bichromatlösung (Müllersche Flüssigkeit) erzielen. Hier wird bei der eben geschilderten Messerstellung der Block unter einer ganz dünnen Seifenwasserlösung geschnitten. Man befestigt den Block, der nur geringe Dimensionen haben darf, mittels Siegellacks auf dem Holzklotz, nachdem man zuvor die Aufklebefläche durch einen glühend gemachten Spatel getrocknet hat. Dieses Verfahrens bedient man sich für die spätere Färbung mit Karmin oder für die Gliafärbung nach Bevan-Lewis; auch die nach Marchi osmiierten Blöcke schneidet man so, wenn man sie nicht einbetten will (vgl. S. 91).

II. Die Gefriermethode.

Für dieses Verfahren wird im wesentlichen nur Formolmaterial bzw. das in der Gliabeize fixierte Gewebe verarbeitet. (Man bekommt jedoch auch von dem in „Müller" oder „Formol-Müller" gehärteten Material Gefrierschnitte.) Das Verfahren gestaltet sich folgendermaßen:

1. Die in Formol oder Gliabeize fixierten Stücke werden glatt geschnitten, und zwar so, daß sie nicht höher als 2—3 mm sind.
2. Diese Stücke werden eine oder mehrere Stunden gewässert (zur Entfernung des Formols und damit zur Erzielung einer besseren Schnittfähigkeit des gefrorenen Gewebes).
3. Das Stück wird auf den gerieften Objekttisch des Mikrotoms

gebracht, nachdem man zuvor darauf einen Tropfen Wasser verrieben hat; dabei drückt man es, während man das Kohlensäureventil öffnet, leicht mit dem Finger auf die Tischplatte fest.

4. Schneiden.

Die Stücke dürfen nicht zu stark gefroren sein, da sie sonst zu spröde zum Schneiden werden, und man nur Späne heruntergehobelt; sie dürfen aber natürlich auch nicht zu wenig gefroren sein, weil sonst die Schnitte ungleich dick werden. Das zu stark gefrorene Gewebe kann man durch Anhauchen oder Berühren mit dem Finger rasch schnittfertig machen. (Eine sehr gute Regulierung des Gefrierens gestattet das Kohlensäure-Gefriermikrotom Nr. 9 der Firma Leitz-Wetzlar, das nach den Angaben von Schridde konstruiert ist.) Man schneidet hintereinander eine ganze Reihe von Schnitten, die auf dem Messer liegen bleiben, und die man dann auf einmal mit dem Finger (schräg von oben herab) vom Messer in eine Schale mit destilliertem Wasser bringt.

Für die weitere Behandlung des Schnittes gelten die bei dem betreffenden Verfahren angegebenen Vorschriften; will man lediglich eine Kernfärbung an den Gefrierpräparaten vornehmen, so wird der Schnitt vor der Überführung in das Farbbad erst für eine Viertelstunde in 70- und 96 proz. Alkohol gebracht. Die Gefriermethode eignet sich vor allem zur Darstellung

1. der Achsenzylinder und Neurofibrillen,
2. der Markscheiden,
3. gewisser plasmatischer Gliastrukturen,
4. der Fettsubstanzen und anderer Abbauprodukte,
5. zur vergleichenden Analyse von Achsenzylinder, Markscheiden, Neuroglia- und Zellbildern an unmittelbar aufeinanderfolgenden Schnitten.

III. Celloidineinbettung.

1. Nachhärten des fixierten Gewebes in Alkohol von aufsteigender Konzentration, und zwar je einen Tag in 70-, 80- und 96 proz. Alkohol.
2. Völliges Entwässern in einmal zu wechselndem absolutem Alkohol (24 Stunden). (Das in 96 proz. Alkohol fixierte

Gewebe wird natürlich direkt in absoluten Alkohol zur vollständigen Entwässerung verbracht.)

3. 24 Stunden in Alkohol-Äther aa.
4. Dünnflüssiges Celloidin 2—4 Tage (unter Umständen wesentlich länger).
5. Dickflüssiges Celloidin 2 Tage.
6. Erstarrenlassen des dickflüssigen Celloidins unter einer Glasglocke.
7. Aufkleben des erstarrten Celloidinblocks auf einen Holzklotz.
8. 24 Stunden in 80 proz. Spiritus.
9. Schneiden bei schräger Messerstellung (Celloidinmesser) unter 80 proz. Spiritus. Die Schnitte werden mittels eines Streifens Klosettpapier vom Messer genommen und in 80 proz. Spiritus gebracht.

Die Celloidinlösung stellt man sich in der Weise her, daß man das von Schering in den Handel gebrachte Tafelcelloidin in möglichst kleine Stücke schneidet, diese in ein Gazesäckchen tut und letzteren in Alkohol-Äther aa. hineinhängt. Man hält sich zwei Lösungen von Celloidin vorrätig: eine dünnflüssige und eine dickflüssige, sirupöse Lösung. Gebrauchtes Celloidin kann man von neuem verwenden, nachdem man es im Brutschrank getrocknet hat.

Unter Umständen muß man das Celloidinverfahren wesentlich abkürzen (vgl. Marchimethode S. 91); statt Alkohol verwendet man dann zur Nachhärtung besser Aceton, in welchem die Entwässerung und Härtung im Brutofen innerhalb 3 bis 4 Stunden, bei einmaligem Erneuern des Acetons, beendet werden kann. Sehr häufig aber ist es notwendig, sowohl die Nachhärtung in Alkohol wie vor allem die Behandlung in dünnem Celloidin zu verlängern. Für die Celloidineinbettung von chromierten Blöcken ist es ratsam, zunächst mehrere Tage dünnen (70 proz.) Alkohol zu verwenden. Ganz besonders ist bei der Fränkelschen Markscheidenfärbung darauf zu achten, daß die in der Schnellbeize fixierten Blöcke in dünnem Alkohol gut ausgewaschen werden. Während sich in 96 proz. Alkohol fixierte Gewebsstücke, auch wenn sie sehr umfangreich sind, verhältnismäßig leicht in Celloidin einbetten und dann gut schneiden lassen, ist es wieder für die chromierten Blöcke (Markscheidenfärbung!) nützlicher, wenn sie in dünnem Celloidin recht sorgfältig (d. h. etwa eine Woche) durchtränkt werden. Ganz besonders aber ist es für die Gewinnung von ganzen Hemisphärenschnitten notwendig, daß das chromierte Material mehrere Wochen (6—8 Wochen) in dünnem Celloidin bleibt; auch der Aufenthalt in dickem Celloidin muß bei so großen Blöcken auf etwa 8—14 Tage ausgedehnt werden. (Vgl. S. 86.) Wichtig für die Schnittfähigkeit der Celloidinblöcke ist es, daß das Celloidin gleichmäßig erstarrt; zu diesem Zweck stellt man die Schale mit dickflüssigem Celloidin, in welcher sich die Blöcke befinden, unter eine Glasglocke und läßt nur durch einen kleinen Spalt am Rand der Glocke Luft zutreten; man kann auch ein offenes Schälchen Chloroform mit unter die Glasglocke bringen, weil das Erstarren des Celloidins in einer Chloroformatmosphäre besonders gleichmäßig vor sich geht. Den in einer Glasschale erstarrten Celloidinblock schneidet man mitsamt dem Celloidin heraus und klebt ihn dann mit Celloidin auf ein Holzklötzchen auf. Bei manchen weniger schwierig zu schneidenden Objekten und besonders in solchen Fällen, wo der Block rasch verarbeitet werden soll (Marchiblock), läßt man das dicke Celloidin nicht in einer Schale erstarren, sondern man bringt den Block mitsamt dem ihm anhaftenden dicken Celloidin auf ein Holzklötzchen und tut diesen dann unter eine Glasglocke; von Zeit zu Zeit übergießt man ihn mit etwas dickem Celloidin, um so den Celloidinmantel um den Block zu vergrößern. Die Celloidinblöcke erreichen die richtige Schnittkonsistenz erst, nachdem sie ca. 24 Stunden in 80 proz. Alkohol geweilt haben, in welchem sie noch nachgehärtet werden.

Als Präparatenklötze verwendet man (besser als Kork) Holzklötzchen, die man vorher in einer dünnen Sodalösung ausgekocht und in 70 proz. Spiritus ausgewaschen hat. Diese Holzklötze werden trocken aufbewahrt.

Die Celloidineinbettung kommt besonders in Betracht für

1. Markscheidenpräparate vom chromierten Block, besonders auch für Hemisphärenschnitte und Serien,
2. für Marchi-Präparate (falls sie nicht uneingebettet geschnitten zu werden brauchen),
3. für Übersichtsbilder (zur nachträglichen Zell- und Kernfärbung).

Statt Celloidin wird bisweilen auch Photoxylin angewendet; das Einbettungsverfahren ist das gleiche wie bei Celloidin.

IV. Einbettung in Paraffin.

1. Nachhärtung in Alkohol von aufsteigender Konzentration (70-, 80-, 96 proz. Alkohol) für je 24 Stunden.
2. Völliges Entwässern in absolutem Alkohol 24 Stunden.
3. 2—3 Stunden in Xylol.
4. 2—3 Stunden in einer Mischung von Xylol und Paraffin (im Brutofen).
5. Überführen in flüssiges Paraffin (Paraffinofen, 54—56° C) für 4—8 Stunden.
6. Gießen und Erstarrenlassen des Paraffinblocks.
7. Schneiden bei fast querer Messerstellung (Paraffinmesser).

Statt des Xylols kann man als Übergangsmedium vom Alkohol zum Paraffin auch Chloroform oder Ligroin (Pranter-sche Methode vgl. S. 102) benutzen. Man verwendet gewöhnlich Paraffin mit einem Schmelzpunkt von etwa 52° C; um ein solches Paraffin zu erhalten, das sich durch besonders gute Schnittfähigkeit auszeichnet, muß man Paraffin von höherem mit solchem von niederem Schmelzpunkt vermischen. Man benutzt am besten 2 Gefäße mit Paraffin: aus dem Xylolparaffin kommen die Schnitte direkt in Paraffin I und nach einstündigem Verweilen darin in Paraffin II. Nach der Paraffindurchtränkung werden die Stücke in Uhrschalen oder auf eine Glasplatte zwischen zwei Metallrahmen gebracht und mit flüssigem Paraffin übergossen und völlig darin eingeschlossen. Das Paraffin läßt man erstarren, indem man das damit gefüllte Uhrschälchen oder die Glasplatte (mit den Metallrahmen) langsam in kaltes Wasser bringt; wenn die oberflächliche Paraffinschicht etwas erstarrt ist, kann man den ganzen eben noch flüssigen Paraffinblock in Wasser untertauchen. Nach einstündigem Verweilen in kaltem Wasser ist der Block schnittfertig; er wird zurechtgeschnitten und auf einen Holzklotz mittels flüssigen Paraffins aufgeklebt. Oft rollen sich beim Schneiden die Paraffinschnitte auf; das läßt sich vermeiden, wenn man den Block oder das Messer anhaucht, oder indem man den Schnitt mittels des Pinsels während des Schneidens gegen das Messer führt.

Die Paraffinmethode hat den Vorzug vor der Celloidineinbettung, daß man leicht sehr dünne Schnitte (von wenigen μ Dicke) erhält; deshalb eignet sie sich besonders für die Methoden:

1. der Fibrillenfärbung nach Bethe, Donaggio u. a.,
2. der Nervenzellfärbung nach Cajal, Held,
3. der Gliafaserfärbung,
4. der Darstellung plasmatischer Gliastrukturen (Held, Alzheimer, Fieandt).

Über die Utensilien zur Anfertigung von Schnitten haben wir hier nicht zu berichten, wir verweisen diesbezüglich auf die allgemeinen Techniken. Von Mikrotomen braucht man für die neurohistologische Untersuchung — außer dem schon erwähnten Gefriermikrotom — noch eines, das zur Anfertigung der Schnitte vom gehärteten uneingebetteten oder in Celloidin und Paraffin eingeschlossenen Material dient. (Mikrotome der Firma Jung-Heidelberg, Schanz-Dresden, Sartorius-Becker-Göttingen.) Zur Herstellung von Hemisphärenschnitten liefert die Firma Sartorius-Becker ein großes, sehr exakt funktionierendes Tauchmikrotom.

[Wo man solch großes Tauchmikrotom nicht zur Verfügung hat und doch größere Schnitte braucht, kann man die sog. Kollodionage anwenden: man überzieht vor jedem Schneiden die Schnittfläche des Celloidinblockes (nach Abtrocknen mit Fließpapier) mit einer dünnen Kollodiumschicht.]

Zur **Weiterbehandlung** kommen die **Celloidin**präparate aus dem 70 proz. Alkohol, in welchem sie aufgefangen und aufbewahrt werden, in die jeweiligen Farb- oder Beizlösungen. Man achte darauf, daß gewisse Flüssigkeiten wie Nelkenöl, Ätheralkohol und auch absoluter Alkohol das Celloidin mehr oder weniger rasch auflösen. Wenn man eine Auflösung des Celloidins, das sich bei manchen Färbungen in störender Weise mitfärbt, beabsichtigt, kann man das Präparat vorher in Ätheralkohol behandeln oder eventuell auch nachträglich das Celloidin durch diesen oder durch andere Mittel (Methylalkohol) beseitigen.

Zur Übertragung der Celloidinschnitte wie der Gefrierschnitte und der uneingebettet gewonnenen Präparate nimmt man Spatel und Präpariernadel oder feine Haarpinsel (zumal für Celloidinschnitte zu empfehlen); sehr gern verwenden wir auch Glashäkchen, die man sich selbst herstellen kann (vgl. S. 74), sie eignen sich vor allem für die Übertragung von uneingebettet gewonnenen Schnitten und Gefrierschnitten.

Über die Weiterbehandlung großer Hemisphärenschnitte vgl. S. 86.

Die **Paraffinpräparate** müssen vor jeder weiteren Behandlung erst entparaffiniert werden. Vorher empfiehlt es sich jedoch, den Schnitt erst auf dem Objektträger **aufzukleben**; und das geschieht im wesentlichen nach 2 Methoden:

1. Mittels der **Kapillarattraktion**: Man tut auf einen gut gereinigten Objektträger wenige Tropfen Wasser, die man über der Spiritusflamme leicht erwärmt, und bringt dann den Paraffinschnitt darauf, der sich in der Regel sofort ausbreitet (man darf natürlich nicht so sehr erwärmen, daß das Wasser heißer ist, als der Schmelzpunkt des Paraffins beträgt). Dann gießt man das Wasser von dem schräg gehaltenen Objektträger ab und trocknet im Wärmeschrank für etwa 6—12 Stunden (bei 37°); dann haftet der Schnitt für spätere Manipulationen in der Regel genügend fest. Wenn man jedoch saure oder basische Flüssigkeiten später auf den Schnitt einwirken lassen muß, oder wenn man in Chrom vorbehandelte Präparate verwendet, so genügt die Kapillarattraktion nicht, und das Präparat wird leicht vom Objektträger gelöst. Deshalb empfiehlt sich für solche Fälle mehr die zweite Methode des Aufklebens des Paraffinschnittes.

2. **Die japanische Methode.** Auf dem Objektträger verreibt man eine Spur von Eiweißglyzerin, welches man sich in der Weise herstellt, daß man etwas Eiweiß zu Schaum schlägt und dieses zu gleichen Teilen mit Glyzerin vermischt. Diese Mischung wird filtriert und ist durchschnittlich 6—8 Wochen brauchbar. Man bringt das Eiweißglyzerin in ein Fläschchen, das mit einem in die Flüssigkeit reichenden spitz zulaufenden Glasstöpsel verschlossen ist; mit letzterem kann man bequem den Bruchteil eines Tropfens auf einen Objektträger bringen. Auf den mit Eiweißglyzerin beschickten Objektträger tropft man etwas Wasser; dann erwärmt man wieder leicht über der Flamme, bringt den Schnitt auf den Objektträger, wo er sich rasch, auf dem Wasser schwimmend, ausbreitet, gießt ab und trocknet für etwa 12 Stunden im Brutofen.

Die **Entparaffinierung** geschieht in Xylol, welch letzteres wieder durch Alkohol entfernt wird. Man bringt also den Objektträger mit dem darauf festhaftenden trocknen Schnitt in eine sog. „Flotte“, welche (auf einem schmalen Brett) 6 zylindrische Glasgefäße enthält, nämlich 2 mit Xylol, 2 mit absolutem Alkohol und je eines mit 96- bzw. 70 proz. Alkohol. Das Präparat kommt also von Xylol 1 in Xylol 2 und von da in absoluten Alkohol 1, absoluten Alkohol 2 usw.

Für die Behandlung der Schnitte **nach** der Färbung bedient man sich zweckmäßig bei den Paraffinschnitten, sofern die betreffenden Methoden, (z. B. Gliafasermethode), nichts anderes vorschreiben, der eben erwähnten Alkohol-Xylol-Flotte. Natürlich ist hier der Weg, den das Präparat zurückzulegen hat, der umgekehrte wie der eben geschilderte. Man bringt den Schnitt von dem 70 proz. Alkohol allmählich bis in das Xylol 1, wodurch er zunächst **entwässert** und dann **aufgehellt** wird. Sodann wird er in Kanadabalsam oder Xylol-Kolophonium eingeschlossen und mit einem Deckgläschen bedeckt.

Im Prinzip dasselbe ist mit den uneingebettet gewonnenen und den Celloidin- und Gefrier-Schnitten vorzunehmen, sofern nicht die betreffenden Methoden andere Vorschriften darüber enthalten; d. h. es muß eben auch hier der aus dem Farbbad kommende und ausgewaschene Schnitt in Alkohol von aufsteigender Konzentration entwässert und vor der Einschließung in Balsam aufgehellt werden. Dabei ist für Celloidinschnitte darauf zu achten, daß das Celloidin, wie erwähnt, in absolutem Alkohol und auch in manchen Aufhellungsflüssigkeiten sich löst. Man führt deshalb die Celloidinschnitte bei der Entwässerung bloß bis zum 96 proz. Alkohol und bringt den Schnitt von da zur Aufhellung am besten in Origanumöl oder in Karbolxylol (Carbol. cryst. 1, Xylol 3). Nach der Behandlung mit Öl oder Karbolxylol kann man den Schnitt direkt abtrocknen und in Balsam einschließen; zweckmäßiger verwendet man zwischendurch noch Xylol. Ich finde, daß gerade bei den Markscheiden- und Marchi-Präparaten, wo man Karbolxylol nach Weigerts Vorschriften am häufigsten nimmt, die darauf folgende Überführung in Xylol aus dem Grunde von Vorteil ist, weil der Schnitt sich dann glatter auf dem Objektträger ausbreiten läßt. Man kann die Schnitte aus dem Aufhellungsmedium mittels Spatels auf den Objektträger bringen; besser ist es, den Objektträger in das Gefäß mit der Aufhellungsflüssigkeit (also mit Xylol o. ä.) zu tauchen und den Schnitt mit der Nadel direkt auf den Objektträger zu ziehen. Zum

Abtrocknen des Schnittes, wobei dieser gut auf den Objektträger angedrückt werden muß, verwendet man mehrfache Lagen Fließpapier.

Als Objektträger für große Hemisphärenschnitte benutzt man nach dem sehr zweckmäßigen Vorschlag von Edinger gebrauchte photographische Platten, die man vorher in einer Sodalösung, später in Wasser gut abwaschen muß; man kann sie billig vom Photographen erhalten. Für solche großen Präparate kann man als Deckgläser ebenfalls photographische Glasplatten verwenden. Auch Glimmer, der wesentlich billiger ist als die teueren großen Deckgläser, ist für große Präparate gut zu gebrauchen.

Serienschnitte.

1. Weigert hat für die Herstellung von Serienschnitten nach Celloidineinbettung folgendes Verfahren angegeben: Man nimmt schmale Klosettpapierstreifen, die etwas breiter sind als das aufzuklebende Präparat. Solchen Streifen bringt man mit seinem linken Ende an das Messer, an dessen Schneide der Celloidinschnitt (nicht viel Alkohol auf dem Messer!) liegt; man legt den Streifen auf den völlig ausgebreiteten Schnitt und zieht dann das Papier horizontal (oder etwas aufwärts gerichtet) nach links fort; dann bleibt der Schnitt auf dem Papierstreifen haften. Jeder neue Schnitt wird nun immer der Reihe nach an die rechte Seite des vorhergehenden gefügt, bis der Klosettpapierstreifen — entsprechend der Größe des nachher zu benutzenden Objektträgers — damit bedeckt ist. Die mit den Präparaten beschickten Streifen müssen feucht gehalten werden; man legt sie mit dem Schnitt nach oben auf einen Teller, der mit einem von Alkohol durchtränkten Stück Fließpapier bedeckt ist. Die verschiedenen Streifen werden der Reihe nach auf diesen Teller gelegt, bis man so viel Streifen hat, wie auf den betreffenden Objektträger gehen.

Man nimmt einen großen Objektträger oder eine Glasplatte (photographische Platte). Das Glas muß gut mit Seifenwasser und danach mit Spiritus gereinigt sein; dann trocknet man es und übergießt es mit einer dünnen Lösung von Kollodium, das in gleichmäßiger Schicht die Platte bedecken soll. Nachdem diese erstarrt ist, bringt man der Reihe nach die einzelnen Klosettpapierstreifen mit der Schnittseite nach unten auf die Platte und drückt den Streifen leicht der Kollodiumschicht an; zieht man dann den Papierstreifen ab, so bleiben die Schnitte an der Kollodiumschicht haften. Man bläst ein paarmal über die mit den Präparaten beschickte Platte, bis der überflüssige Spiritus verdunstet ist (dabei darf man natürlich nicht so energisch verfahren, daß der Schnitt eintrocknet). Sodann wird wieder eine dünne Kollodiumschicht darüber gegossen, so daß nun die Schnitte zwischen zwei solchen Kollodiumschichten auf dem Objektträger liegen. — Bei der nachfolgenden Behandlung pflegt sich diese Doppelschicht von dem Glase zu lösen; man färbt, differenziert usw. die Präparate in der sie einschließenden Kollodiumlage. Vorher bezeichnet man die Kollodiumschichte mit der betreffenden Zahl (mittels einer in Methylenblaulösung getauchten Feder oder Glasnadel).

Diese Methode der Serienschnittbehandlung wird besonders für die Markscheidenpräparate angewandt. Man achte darauf, daß sich das Kollodium (wie Celloidin) in absolutem Alkohol, Alkoholäther usw. löst. Zur Aufhellung bringt man deshalb die Kollodiumschichte aus dem 96 proz. Alkohol in Karbolxylol, und eventuell danach vor dem Einschluß in Balsam noch in Xylol.

2. Sehr empfehlenswert ist weiter die Methode von Obregia. Statt mit Kollodium wird hier der gut gereinigte Objektträger mit folgenden Dextrin-Zuckerlösung in dünner Schicht bedeckt:

Kandiszuckerlösung (1:1)	300,0
Alkohol 80 proz.	200,0
Dextrinlösung (1:1)	100,0

Diese Lösungen müssen in der angegebenen Reihenfolge miteinander gemischt werden.

Die Platten müssen 1—2 Tage getrocknet werden. Dann werden die Präparate, die wieder auf dem Klosettpapierstreifen aneinandergereiht liegen, auf die Platte gebracht; nachdem die ganze Platte mit den Streifen bedeckt ist, trocknet man mit einem großen Stück Fließpapier leicht ab und zieht die einzelnen Klosettpapierstreifen weg; dann haften die Schnitte an der Klebeschicht des Glases. Nach Verdunsten des überflüssigen Alkohols übergießt man die Präparate mit einer dünnen Photoxylin- oder Celloidinlösung möglichst gleichmäßig; nach dem Erstarren bringt man die Platten in Wasser, in welchem sich die Dextrin-Zuckerschicht löst, so daß man dann nur mit einer einfachen Celloidinmembran zu hantieren hat.

Das Obregiasche Verfahren eignet sich auch für Paraffinschnitte. Diese werden der Reihe nach auf die noch feuchte Dextrin-Zuckerschicht gebracht; ist die Platte ganz damit bedeckt, so erwärmt man leicht über der Spiritusflamme, damit sich die Schnitte noch völlig ausbreiten; natürlich darf dabei nicht so stark erhitzt werden, daß das Paraffin schmilzt. Im Brutofen wird die mit den Präparaten beschickte Platte noch völlig getrocknet (4—6 Stunden lang). Zum Entparaffinieren bringt man die Platte in eine große Schale mit Xylol, danach in 2 Schalen mit absolutem Alkohol. Nach der Alkoholbehandlung müssen die Platten durch kurzes Aufstellen auf die Kante etwas getrocknet werden und dann wird die Photoxylin- bzw. Celloidinlösung darüber in dünner gleichmäßiger Schicht ausgegossen usw. — — Das Ablösen der die Schnitte deckenden und zusammenhaltenden Celloidinschicht vom Glase kann man durch Anritzen der erstarrten Haut, vor der Übertragung in Wasser, befördern; man ritzt im allgemeinen nur an drei Rändern an, dann bleibt oft die Celloidinhaut am vierten weiter haften, und man kann die Übertragung in die verschiedenen Flüssigkeiten mittels des Glases bequemer durchführen.

3. Die Methode, welche Gudden zur Herstellung von Serien angegeben hat, ist besonders einfach und sehr zweckmäßig. Man nimmt einen Satz von etwa 20 Schalen, die man der Reihe nach aufstellt; und nun tut man einen Schnitt nach dem andern in je eine Schale. Hat man auch in die letzte Schale einen Schnitt (Nr. 20) gebracht, so kommt der nächste (Nr. 21) wieder in die erste Schale, und der zweite Turnus beginnt. Schnitte, die um 20 dazwischenbefindliche Präparate (unter Umständen nimmt man auch noch mehr Schalen) getrennt sind, werden allermeist deutlich voneinander abweichen, so daß sie gut unterschieden werden können.

Ich benutze diese Methode gern für Marchipräparate und besonders für uneingebettet geschnittene oder celloidinierte Zellpräparate. Das Verfahren ist besonders dort am Platze, wo man keine lückenlosen Serien braucht, sondern wo man nur bald diesen, bald jenen Schnitt aus der Reihe auswählen möchte, wie etwa zum Zwecke des Überblickes über die Konfiguration eines Herdes o. ä.

Fünftes Kapitel.

Übersichtsbilder.

Übersichtsbilder geben die Methoden, welche eine möglichst große Menge von Gewebsbestandteilen zur Anschauung bringen.

Hier kommen zunächst die zum histologischen Färben überhaupt viel gebrauchten Hämatoxylin-Kern- und Doppel-Färbungen in Betracht, also speziell die Hämatoxylin-Eosin- und die van Gieson-Färbung. Aber freilich färbt sich bei beiden Methoden das zentrale Gewebe (besonders das „Grundgewebe" der Rinde) gleichmäßig und nur sehr wenig differenziert, und bloß die Kerne und die mesodermalen Teile treten gut hervor; doch gibt am Rückenmark und an den peripheren Nerven die van Giesonsche Methode eine hübsche Darstellung von Markscheiden, Achsenzylindern, Gliafasern und Bindegewebe. Vornehmlich eignen sich die genannten Methoden für Übersichtsbilder von Herderkrankungen (Geschwülsten, Erweichungen usw.) und von den räumlichen Beziehungen zwischen manchen vom Mesoderm ausgehenden Prozessen und der zentralen Substanz (Meningitis, Syphilome, Tuberkel usw.). Schließlich sind sie von wesentlicher Bedeutung noch für die Untersuchung der mit in die Neuropathologie gehörenden Muskelatrophien; die van Giesonsche Färbung ist hier die gebräuchlichste, da sie die Muskulatur vom Bindegewebe unterschieden färbt.

Ausgezeichnete Übersichtsbilder geben zweitens die Karminfärbungen, welche ja früher die „Universalmethoden" für die histologische Untersuchung des Nervengewebes waren. Mit Karmin lassen sich nämlich sowohl die zelligen wie die faserigen Elemente zur Anschauung bringen. Man kann daran also übersichtlich den Bau irgendeiner Partie des Zentralorgans und seine histologische Zusammensetzung studieren; Veränderungen der Ganglien- und Gliazellen, deren Kerne und Plasmaleiber (im Groben wenigstens) daran kenntlich sind, und besonders auch die gliösen Ersatzwucherungen an der Stelle von Degenerationen treten an Karminpräparaten im Überblick zutage. Daß wir heute für die feinere histologische Analyse die Karminmethoden kaum noch anwenden (obschon der Geübte gewiß auch nach dem alten Gerlachschen Karminverfahren so feine histopathologische Veränderungen, wie es gewisse Gliazellwucherungen sind, mit Erfolg studieren kann [von Monakow]), erklärt sich aus der bereits erwähnten Tatsache, daß wir jetzt eben elektive Färbemethoden für solche Zwecke besitzen; und deshalb haben die Karminbilder nur mehr den Wert von Übersichtspräparaten.

Ähnlich steht es mit dem Werte einiger anderer Methoden, die früher ebenfalls mehr für die Darstellung spezieller histologischer Strukturen verwandt wurden, und die eben doch mehr Übersichtsbilder als „Spezialpräparate" geben. Ich nenne die Malloryssche Hämatoxylinfärbung, mit der man sowohl Achsenzylinder wie Neuroglia gefärbt bekommt.

Die allerwichtigste Methode zur Herstellung eines Übersichtsbildes ist die Färbung des vom alkoholfixierten Material gewonnenen Schnittes mit basischen Anilinfarben, also die Nisslsche Methode bzw. ihre Modifikation in der Form der Alkohol-Toluidinblau- (oder Kresylviolett-) Färbung. Von der Technik bei diesem Verfahren ist im folgenden Kapitel (Darstellung der Ganglienzellen) die Rede. Die Bedeutung dieser Methode für das „Übersichtsbild" liegt darin, das sie alle Gewebskerne und gewisse Plasmastrukturen (und auch Zellgrenzen) auf blassem Grunde gefärbt zeigt.

Hämatoxylinfärbung.

Für die gewöhnlichen **Hämatoxylin-Kernfärbungen** und für die **Hämatoxylin-Eosindoppelfärbung** wendet man vornehmlich die Delafieldsche und die Böhmersche Hämatoxylinalaunlösung an.

Das **Hämatoxylin Delafield** ist folgendermaßen zusammengesetzt:

Gesättigte Lösung von Ammoniakalaun 400 ccm
Hämatoxylin (in 25 ccm absol. Alkohol) 4 g

Dieses Gemisch läßt man 4 Tage in offener Flasche stehen, filtriert dann und setzt

Glyzerin . . . . 100 ccm
Methylalkohol . . . . 100 „

hinzu. Darauf filtriert man wieder und läßt die Lösung etwa 2—3 Monate offen stehen; erst dann ist die Farbe, die man nun in geschlossener Flasche aufbewahren kann, mit Erfolg anwendbar. Ihre Färbekraft nimmt zunächst noch zu. Zur Färbung wird die Lösung stark mit Wasser verdünnt.

Das **Hämatoxylin Böhmer** stellt man sich her, indem man von einer konzentrierten Lösung von Hämatoxylin in absolutem Alkohol so viel zu einer 1 proz. wässerigen Alaunlösung zusetzt, bis sie hellviolett aussieht. Diese Lösung setzt man in offener Flasche dem Lichte aus, unter dessen Einwirkung sie bald sattblau wird; nach einigen Tagen ist das der Fall und die Farblösung dann brauchbar. Die allmählich farbkräftiger werdende Lösung wird später mit Alaunwasser weiter verdünnt.

Die mit diesen Lösungen gefärbten Präparate zeigen eine schöne Kernfärbung. Damit nur die Kerne distinkt blau gefärbt erscheinen, muß man Überfärbungen vermeiden oder den verfärbten Schnitt nachträglich wieder entfärben. Die Färbung des Schnittes wird in Wasser, in das er nach der Färbung zum Auswaschen kommt, wesentlich dunkler; darauf ist bei der Färbung Rücksicht zu nehmen, die man abbricht, wenn der Schnitt (den man zur Kontrolle der Färbung in destilliertes Wasser bringt) noch rötlich blau erscheint. Den überfärbten Schnitt **differenziert** man für einige Sekunden in salzsaurem Spiritus (1 % Salzsäure in 70 proz. Alkohol); dabei werden die Schnitte rasch rötlich und hell (Zeit der Differenzierung ausprobieren!). Danach gründliches Auswaschen in Leitungswasser, dem man (zum Neutralisieren) ein paar Tropfen Ammoniak oder Lithionlösung zusetzen kann; darauf muß nochmal in Wasser abgespült werden.

Ein solcher differenzierter Schnitt kann dann mit **Eosin** nachgefärbt werden. Man verwendet am bequemsten dünne alkoholische Eosinlösungen; man stellt sich eine konzentrierte alkoholische Lösung von Eosin (als Stammlösung) her und fügt davon einige Tropfen in ein Glas mit 96 proz. Alkohol, bis dieser intensiv rosarot gefärbt erscheint. In diesem Eosinalkohol färbt man einige Minuten oder länger, je nachdem wie das Gewebe den Farbstoff annimmt.

Die **Hämatoxylin-Eosin-Färbung** gestaltet sich also folgendermaßen:

1. Die Schnitte kommen (aus Alkohol) in die Hämatoxylinlösung für 10 Minuten (oder länger).
2. Abspülen in Leitungswasser.
3. Der überfärbte Schnitt wird in salzsaurem Alkohol kurz differenziert und danach gut in schwach alkalisch gemachtem Wasser (später in reinem Wasser) ausgewaschen.
4. Entwässern in Alkohol.
5. Eosinnachfärbung in 96 proz. Alkohol, dem einige Tropfen konzentrierter alkoholischer Eosinlösung zugefügt sind.
6. Abspülen in reinem 96 proz. und absolutem Alkohol.
7. Öl (Xylol), Balsam.

Das Eosin färbt das Gewebe diffus rot, die Kerne heben sich durch ihre blaue Hämatoxylinfarbe davon ab.

Zu der **van Giesonschen Färbung** benutzt man für die Hämatoxylinvorfärbung ein von Weigert angegebenes Hämatoxylin. Dieses stellt man sich immer vor dem Gebrauch frisch her aus zwei Lösungen:

1. 1 proz. Lösung von Hämatoxylin in 96 proz. Alkohol.
2. Liquor ferri sesquichlorati 4,0
   Aq. destill. 95,0
   Acid. hydrochlor. officin. 1,0

Beim Zusammengießen dieser beiden Lösungen entsteht eine tiefschwarze Flüssigkeit, in der man 20—30 Minuten färbt. Danach wird in Wasser ausgewaschen und nun die Kontrastfärbung (und gleichzeitige Differenzierung) in dem van Giesonschen Gemisch vorgenommen:

Gesättigte wässerige Pikrinsäurelösung . . 100 ccm
1 proz. wässerige Säurefuchsinlösung . . . 10 „

(Zusammensetzung nach Weigert.) Nach kurzem Abspülen in Wasser werden die Präparate durch 96 proz. und absoluten Alkohol durchgezogen, in Öl und Xylol aufgehellt und in Balsam eingeschlossen.

Die Kerne sind schwarz gefärbt, das Bindegewebe rot, die Muskulatur gelb. Im Markweiß besonders des Rückenmarkes bekommt man schöne und differente Färbung der Achsenzylinder, die rot, und der Markscheiden, die gelb erscheinen. Im Gegensatz zu dem intensiv roten Bindegewebe sind die Gliafasern nur matt rot oder bräunlichrot gefärbt. (Für die histologische

Darstellung der Rinde und der großen Ganglien ist die Färbung zu wenig different.) Amyloid, Hyalin und Kolloid werden bei diesem Verfahren leuchtend rot gefärbt.

Um eine klare Differenzierung der Markscheiden oder Muskeln, die sich gelb färben sollen, zu erzielen, muß man häufig, nach der Färbung in dem Pikrinsäure-Fuchsin-Gemisch, den Schnitt noch in mit Pikrinsäure versetztem Alkohol behandeln; sonst ist der Farbton auch in diesen Gewebsbestandteilen zu rötlich und nicht gelb genug. — —

Von anderen Hämatoxylinfärbungen seien hier nun noch drei erwähnt, nämlich die Ehrlichsche, die Heidenhainsche und die Mallorysche Methode.

Das saure Hämatoxylin von Ehrlich

ist folgendermaßen zusammengesetzt:

Hämatoxylin	2,0
Aq. destill.	100,0
Alkohol absolut.	100,0
Glyzerin	100,0
Eisessig.	6,0
Alaun	im Überschuß

Die filtrierte Lösung muß zum Reifen längere Zeit dem Licht ausgesetzt bleiben. Die Lösung bleibt Jahre hindurch haltbar. Dieses saure Hämatoxylin überfärbt nicht leicht; das ist besonders vorteilhaft, z. B. für die Nachfärbung von Sudan- oder Scharlachpräparaten. Man färbt 3—5 Minuten; oft wendet man auch stark verdünnte Farblösungen an, in welchen man 20—30 Minuten färbt.

Die Heidenhainsche Hämatoxylinfärbung.

1. Beizung der Schnitte in einer $2\frac{1}{2}$ proz. Lösung von schwefelsaurem Eisenammoniumoxyd 6—12 Stunden lang.
2. Abspülen in destilliertem Wasser.
3. Färben in einer möglichst alten und schon oft gebrauchten $\frac{1}{2}$ proz. wässerigen Hämatoxylinlösung. (Nach Gebrauch zurückfiltrieren!)
4. Abspülen in Wasser.

5. Differenzieren in der Eisenammoniumoxydbeize. Die Entfärbung wird an dem (in Leitungswasser abgespülten) Schnitte unter dem Mikroskope kontrolliert und so weit fortgesetzt, bis das Zellplasma entfärbt ist.

6. Auswaschen in Wasser (1/4 Stunde), Alkohol, Xylol, Balsam.

Mit dieser Eisenhämatoxylinfärbung erhält man eine ausgezeichnete Darstellung der Kernstrukturen, zumal wenn man nicht in Formol oder Alkohol, sondern in Sublimat fixiert hat, was für Mitosen besonders zu empfehlen ist. Mitunter werden durch diese Färbung die Gliafasern hübsch dargestellt; bei pathologischen Wucherungen der faserigen Glia ist ein Versuch mit dieser Methode anzuraten, wenn die Weigertsche Färbung versagt; man kann den Schnitt für die Plasma- und Bindegewebsfärbung in dem van Giesonschen Pikrinsäure-Fuchsin-Gemisch nachbehandeln. Häufig ist das lipoide Pigment der Ganglienzellen im Heidenhain-Präparat grauschwarz gefärbt.

Die Mallorysche Hämatoxylinfärbung.

1. Färbung der Schnitte 1/2—1 Stunde in einer mindestens mehrere Wochen alten (am Sonnenlichte gereiften) Hämatoxylinlösung:

10 proz. Phosphormolybdänsäure .	10,0 ccm
Hämatoxylin	1,75 g
Wasser	200,0 ccm
Karbolsäure, kristallisiert	5,0 g

2. Auswaschen in 2—3 mal gewechseltem 50 proz. Alkohol 5—20 Minuten.

3. Entwässern in 96 proz. Alkohol und rasches Durchziehen durch Alkohol absolutus.

4. Xylol, Balsam.

Tiefblaue Färbung der Achsenzylinder und der Neuroglia.

Mit dem Alter nimmt die Färbekraft des Malloryschen Hämatoxylins sehr zu, man färbt später eventuell in verdünnten Lösungen. Vor dem Gebrauch filtrieren. Chromfixierung des Materials gibt die besten Resultate.

Karminfärbungen.

Anstatt die sehr zahlreichen Karminfarblösungen hier aufzuführen, sei zusammenfassend betont, daß die ammoniakalischen Karmine in sehr dünnen Lösungen die besten Übersichtsbilder geben, wenn die Schnitte darin etwa 24 Stunden bleiben, und vor allem, wenn sie „vor der Färbung überhaupt nicht mit Alkohol in Verbindung gebracht wurden“ (Nissl). Viele haben, um den Alkohol zu vermeiden, eine Durchfärbung des Blockes anempfohlen; besser ist es wohl, den uneingebetteten, in Bichromatlösung fixierten und gehärteten Block unter Wasser (bzw. dünner Seifenlösung) zu schneiden (vgl. S. 37) und den Schnitt dann direkt in das dünne Farbbad zu bringen.

Ammoniakkarmin

erhält man durch Vermischung von 1 Teil fein pulverisierten (französischen) Karmins mit 1 Teil Liq. Ammonii caust. und 50—100 Teilen Aqua destill. Die Lösung bleibt offen stehen zum Verdunsten des überschüssigen Ammoniaks; sie wird filtriert und ist nach einigen Wochen „reif“. Mit dem Alter nimmt ihre Färbekraft zu.

Von dieser ammoniakalischen Lösung setzt man auf eine flache Schale mit Wasser einige Tropfen zu, bis das Farbbad weinrot aussieht. Eventuell färbt man im Brutofen.

Da eine Überfärbung gewöhnlich nicht eintritt, ist oft auch eine Differenzierung nicht nötig, und nach Auswaschen in Wasser können die Schnitte entwässert, aufgehellt und eingebettet werden. Sonst entfärbt man vorher langsam (durch mehrere Stunden) in sehr schwach mit Essigsäure angesäuertem Wasser.

Das Resultat der Färbung ist vorn schon besprochen.

Eine einfache und gute Kernfärbung (zur Vor- oder Nachfärbung bei manchen Elektivmethoden [z. B. Elastinfärbung]) gibt das

Orthsche Lithion-Karmin:

Karmin	2,5—5,0
Gesättigte wäßrige Lithion carbonicum-Lösung . . .	100,0

Unmittelbar nach der 3 Minuten währenden Färbung muß der Schnitt in Salzsäurespiritus differenziert werden. Danach sorgfältiges Auswaschen in Wasser, Entwässern usw.

Sechstes Kapitel.

Die Darstellung der Ganglienzellen.

Unter den Methoden zur Darstellung der Nervenzellen steht die Nisslsche Färbung weit oben an. Es ist das die Alkohol-Seifenmethylenblau-Färbung. Diese spezifische Nervenzellfärbung macht die Gesamtheit aller zentralen Nervenzellen sichtbar, und es gibt kein sicheres und gleichmäßigeres Verfahren zur elektiven Darstellung aller Nervenzellen. Am Nissl-Präparat bleibt das Grundgewebe und die fasrige nervöse Substanz ungefärbt, und es heben sich von dem blassen Untergrunde die Nervenzellen in außerordentlicher Klarheit durch die intensive Färbung der in ihrem Zelleib enthaltenen und mit Farbbasen tingierbaren Substanzen ab. Neben diesen Granula färbt die Nisslsche Methode von den Kernen [1]) der Nervenzellen stets das Kernkörperchen und die Kernmembran. Das Pigment erscheint in seiner natürlichen Farbe.

Außer einer elektiven Färbung der Nervenzellen liefert diese Methode aber auch eine Darstellung der Kerne und gewisser protoplasmatischer Bestandteile sämtlicher nicht nervöser ektodermaler und mesodermaler Zellen. Und das gerade macht die große histopathologische Bedeutung dieser Methode aus; ihre Bilder orientieren uns auch über das Verhalten der gliösen Elemente, der Zellen der Gefäßwand, über Infiltratzellen, Transportelemente (Körnchen-, d. h. Gitterzellen) usw.

Prinzipiell wichtig für die Methodik bei diesem Verfahren ist die strikte Befolgung der Nisslschen Vorschriften; denn ein in den verschiedenen Fällen sicher vergleichbares Färbungsergebnis kann eben nur erhalten werden, wenn alle Prozeduren bei dem Verfahren mit absoluter Genauigkeit in gleicher Weise ausgeführt werden. Man will ja mit dieser Methode ein histo-

---

[1]) Zur Darstellung der Kernstrukturen (auch der Mitosen im embryonalen Organ) kommen die Hämatoxylinfärbungen, speziell die Heidenhainsche Färbung (eventuell nach Fixierung in Sublimat oder Flemming) zur Anwendung (S. 36). — Das Pigment wird oft durch die Heidenhainsche Färbung gut zur Anschauung gebracht (vgl. auch Fettfärbung).

logisches Bild gewinnen, das den tatsächlichen Strukturverhältnissen gleichwertig, äquivalent ist. Dabei können wir es unberücksichtigt lassen, inwieweit das „Nervenzelläquivalentpräparat" die natürlichen Bauverhältnisse im nervösen Gewebe wiedergibt; mögen die Bilder, die die Nisslsche Färbung liefert, auch mit denen des lebenden Organismus nicht identisch sein, so geben sie doch einen Index, ein Äquivalent für die lebenden Zellstrukturen.

Das muß man sich gegenwärtig halten, wenn man gewisse, praktisch oft notwendig werdende Änderungen an der Nißlschen Methode vornimmt, wenn man also die Färbung mit Seifenmethylenblau und die nachfolgende Behandlung in Anilinölalkohol und Cajeputöl etwa ersetzt durch eine Färbung in einfachen wässerigen Lösungen von Farbbasen und die Differenzierung dann in bloßem Alkohol vornimmt. Man hat es dann eben nicht mehr in allen Stücken mit dem Nisslschen Äquivalentbild zu tun. Aber solch Präparat unterscheidet sich doch nur wenig von letzterem, und so wird man doch aus praktischen Gründen häufig solche Änderungen der Methode vornehmen dürfen (vgl. die Toluidinblaufärbung des vom uneingebetteten Alkoholblock gewonnenen Schnittes).

Eine Ergänzung des Granulabildes gibt das Fibrillenpräparat, in welchem die dort ungefärbten Bahnen fibrilläre Züge aufweisen. Von diesen Methoden wird in dem betreffenden Kapitel die Rede sein. —

Im Gegensatz zu der großen Bedeutung der Nisslschen Granulafärbung und der Neurofibrillenmethoden haben gewisse früher mehr gebrauchte Ganglienzellfärbungen an Bedeutung verloren, nämlich die, welche die Nervenzellen in ihrer äußeren Gestalt und der Ausbreitung ihrer Fortsätze darstellen. Es sind das — außer den nur für Demonstrationen zu brauchenden gefärbten Ausstrichpräparaten (Kronthal) und der vitalen Methylenblaufärbung — die Golgi-Methoden. In der Histopathologie ist die Methode der Golgi-Imprägnation überhaupt nicht anwendbar, aus Gründen, über die im einleitenden Kapitel (S. 7) im allgemeinen gesprochen ist: bei diesem Verfahren werden ja nur einzelne Elemente färberisch aus dem Gewebe herausgehoben. Und auch für die normale Histologie ist die Leistungsfähigkeit dieser Methode nur beschränkt, weil es sich hier nicht um ein wirklich histologisches Verfahren handelt, sondern weil die Zellen und ihre Fortsätze durch eine Inkrustation silhouettenartig kenntlich gemacht werden. So ist man bei dieser Methode auch der Gefahr ausgesetzt, Kunstprodukte für tatsächliche Struktureigentümlichkeiten zu halten (vgl. Neuronenlehre!). Aber für die Demonstration der Ausbreitung eines Ganglienzellelementes (eventuell auch einer Gliazelle) leistet die Methode Vortreffliches.

Die Alkoholseifenmethylenblaumethode von Nissl.

1. Fixierung nicht zu kleiner Blöcke in 96 proz. Alkohol (häufiges Wechseln des Alkohols!).
2. Schneiden des nicht eingebetteten Blocks (nach etwa 5 Tagen).
3. Färben des ausgebreiteten schwimmenden Schnittes in einer Seifenmethylenblaulösung:

Methylenblaulösung B. Patent (Carl Buchner & Sohn, München)	3,75
Venetianische Seife, geschabt	1,75
Destilliertes Wasser	1000,0

   In dieser Farblösung werden die Schnitte unter leichtem Erwärmen im Uhrschälchen gefärbt, bis die ersten Bläschen aufsteigen.
4. Differenzieren des ausgebreiteten Schnittes in Anilinöl-Alkohol:

Anilinöl, wasserhell (Höchster Farbwerke)	10 ccm
Alkohol, 96 proz.	90 „

5. Übertragen auf den Objektträger. Abtrocknen mit Fließpapier. Rasches Bedecken mit Cajeputöl.
6. Abgießen des Öls und Abtrocknen mit Fließpapier, Übergießen mit Benzin (nicht eintrocknen lassen!).
7. Abgießen des Benzins und Aufträufeln von Xylol-Kolophonium (nicht eintrocknen lassen!).
8. Auflegen und Andrücken des Deckglases unter leichtem, mehrmaligem Erwärmen.

Das Färbungsresultat dieser Methode haben wir oben besprochen. Als ein Kriterium für das Gelingen der Methode hat zu gelten, daß unter normalen Bedingungen zwischen den intensiv blaugefärbten Zelleibsteilen „ungefärbte Züge" (Fibrillenbahnen) sichtbar sein müssen.

Eine ausführliche Schilderung seiner Methode und ihrer prinzipiellen Eigentümlichkeiten sowie eine Besprechung der verschiedenen Kunstprodukte und Fehler, die in der Regel auf Mängeln der Technik beruhen und sich vermeiden lassen, hat Nissl in dem Artikel „Nervensystem" in der „Enzyklopädie der mikroskopischen Technik" gegeben.

Von den wichtigsten dort genau besprochenen Regeln, die bei der Anwendung der Nisslschen Methode zu befolgen sind, sei hier folgendes wiedergegeben:

Fixierung: Die Gewebsstücke dürfen nicht zu klein sein, sie können etwa die Größe einer Wallnuß haben. Es scheint nämlich, daß die peripheren Schichten des Gewebsblocks eine diosmotische Membran darstellen; und in solchen Schichten sind häufig künstlich geschrumpfte Zellen zu finden. Deshalb soll man die oberflächlichen Schichten eines Blocks nicht für die Herstellung von Präparaten verwenden, sondern sie abtragen; somit muß man eben größere Gewebsblöcke in die Fixierungsflüssigkeit bringen. Unbedingt muß die Berührung mit Wasser vermieden werden, weil auch hier leicht der Anlaß zu Kunstprodukten („Wasserveränderung der Nervenzellen") gegeben wird; speziell sind die kleinen Pyramidenzellen der zweiten Meynertschen Schicht der menschlichen Rinde in dieser Hinsicht empfindlich. Bisweilen treten bei der Alkoholfixierung mitten im Gewebe „schweizerkäseähnliche Hohlräume" auf; sie sind am häufigsten dort, wo kadaveröse Veränderungen mitspielen, aber sie kommen auch manchmal im frischen Gewebe vor. — Am wichtigsten bei der Alkoholhärtung ist das häufige Wechseln des Alkohols: in den ersten 24 Stunden muß unbedingt der stets in sehr reichlichen Mengen zu verwendende 96 proz. Alkohol einmal gewechselt werden, später alle 2 Tage (vgl. im übrigen S. 35 Alkoholfixierung). Außerdem ist dafür Sorge zu tragen, daß die Flüssigkeit überall den Block bespült und in ihn eindringen kann; die Gewebsstücke müssen deshalb auf Watte liegen. Unbedingt muß die Austrocknung der Gewebsstücke an ihrer Oberfläche (Verdunsten des Alkohols) vermieden werden. — Je früher nach dem Tode man das Gewebe fixiert, um so bessere mikroskopische Bilder wird man erhalten; jedoch scheint es, daß man hier bezüglich der raschen Verbringung des Gewebes in die Fixierungslösung nicht ganz so ängstlich zu sein braucht, wie etwa für eine Darstellung der Neuroglia: man bekommt auch 18 bis 20 Stunden nach dem Tode noch oft recht gute Präparate.

Schneiden: Bei sorgfältigem Wechseln des Alkohols erhält der Block seine beste Schnittfähigkeit nach etwa 5 Tagen. Die Stücke werden mit einem scharfen, mit Alkohol befeuchteten Messer glatt geschnitten und mit der ebenen Fläche auf ein Holzklötzchen aufgeklebt. Das Stück soll nicht höher als 6—8 mm sein, die Schnittfläche kann etwa 1 qcm oder noch wesentlich größer sein. Man trocknet den Block an der Aufklebefläche mit Fließpapier ab und preßt ihn mit leichtem Druck auf den mit Gummi arabicum bestrichenen Holzklotz auf. Man verwende nur wenig Gummi arabicum und verreibe ihn sorgfältig auf dem Holzklotz; zu viel Gummilösung dringt bei dünnen Stücken seitlich bisweilen am Gewebsblock nach oben und beschädigt dann nach Erhärtung leicht das Messer. Die Peripherie der Aufklebfläche muß überall dem Klotz anliegen. Der Gummi arabicum erstarrt innerhalb weniger Minuten, nachdem man den Gewebsblock mit dem Klötzchen in 96 proz. Alkohol getan hat; er färbt sich dabei weiß. Von einem solchen Block schneidet man dann Schnitte, deren Dicke etwa 10—15 μ betragen soll; diese müssen völlig ausgebreitet vom Messer genommen und gesammelt werden. — Es ist sehr leicht, dünne Schnitte von uneingebettetem Material zu bekommen, sofern man nur den Alkohol recht wechselt und nicht zu altes Material zur Verfügung hat. Das Messer muß allerdings tadellos scharf und der Block gut aufgeklebt sein. Man stellt das Messer schräg ein und zwar so („schräg-parallel"), daß die Schneide möglichst ausgenützt wird. Beim Schneiden unter Alkohol rollen sich die Schnitte oft oder es schlägt wenigstens der Rand des Schnittes um; um dies zu vermeiden, empfiehlt es sich, den vorderen Teil des Messers (vom Schneidenden gerechnet) mit nur wenig Alkohol zu versehen, dagegen den hinteren Teil des Messers gut damit zu befeuchten, damit der Schnitt nicht zerreißt. Es ist ratsam deshalb, vor jedem Schnitt das wieder zurückgeschobene Messer nur an seinem hinteren Ende mit Alkohol zu beschicken. Wo das Messer den Gewebsblock angreift, wird der Rand etwas ausgefranst; besonders störend beim Schneiden ist die Pia, welche man, zumal beim Rückenmark, vorher ablösen sollte, sofern es nicht gerade auf deren Untersuchung ankommt; manchmal bekommt man aber an dickeren Schnitten (25—30 μ) die Pia auch vom uneingebetteten Block gut im Schnitt mit; in der Regel freilich wird man für die Piauntersuchung in Celloidin einbetten müssen.

Färbung: Die Schnitte müssen möglichst sofort verarbeitet werden, da sie im Gegensatz zu den Gewebsblöcken auffallend empfindlich gegen den Alkohol, in dem sie schwimmen, sind. Es ist unter allen Umständen zu vermeiden, sie stunden- oder wochenlang im Alkohol aufzubewahren und sie erst dann zu färben. Die Farblösung muß mindestens ein Vierteljahr alt sein; sie wird vor dem Gebrauch umgeschüttelt und alsdann in ein Uhrschälchen filtriert. Das Reifwerden dieser Seifenmethylenblaulösung braucht man dann nicht abzuwarten, wenn man statt des gewöhnlichen Methylenblau und der venetianischen Seife nach Rodenwald-Giemsa Azur verwendet. In die Farblösung überträgt man den Schnitt, nachdem man ihn vollständig auf den Spatel (noch im Alkohol) ausgebreitet hat, damit er auch in der Farblösung ausgebreitet und glatt bleibt. Bei kleineren Schnitten kann man auch für die Übertragung ein Glashäkchen verwenden, mit welchem man den Schnitt in seiner Mitte gut fassen muß. Der Schnitt muß während der Färbung an der Oberfläche schwimmen bleiben, damit er gleichmäßig durchgefärbt werden kann. Auch für die Erwärmung des Farbbades empfiehlt es sich, möglichst immer die gleiche Technik inne zu halten; man bedient sich eines kleinen Stativs mit einem Ring, welcher mit einem Drahtnetz bespannt ist, auf den das Uhrschälchen gestellt wird; darunter stellt man einen Spiritusbrenner, dessen ca. 3 cm lange Flamme die Spitze des Drahtnetzes berührt. Den Schnitt bringt man in die kalte Farblösung, sodann wird rasch erhitzt, und zwar nur bis zur Dampfbildung. Alsdann wird der Schnitt rasch mittels eines dünnen Glashäkchens gefaßt und in die Differenzierungsflüssigkeit übertragen.

Differenzierung und Einschluß in Balsam: Die Differenzierungsflüssigkeit wird vor dem Gebrauch stets frisch hergestellt; die Entfärbung ist sehr rasch beendet. Der von der Differenzierungsflüssigkeit direkt auf den Objektträger gebrachte Schnitt muß mit Fließpapier (Nr. 1116, Flinsch-Frankfurt, vgl. S. 96) abgetrocknet werden (gleichmäßig andrücken, nicht hin- und herreiben!). Der abgetrocknete Schnitt wird sofort mit Cajeputöl übergossen. Die ganzen Manipulationen von der Übertragung des Schnittes in die Farblösung bis zur Aufhellung in Cajeputöl sollen nach Nissl nicht länger als 20 Sekunden dauern. Das Cajeputöl muß sehr sorgfältig durch Abtupfen mit mehrfachen Lagen von Fließpapier entfernt werden. Bei dem Übergießen mit Benzin ist zu beachten, daß es sehr rasch verdunstet, und der Schnitt nach dem Abgießen leicht der Gefahr des Austrocknens ausgesetzt ist; letzteres ist unter allen Umständen zu vermeiden. Man muß deshalb sofort mit einer dünnflüssigen Lösung von Xylol-Kolophonium den noch vom Benzin nassen Schnitt bedecken. Das Xylol-Kolophonium stellt man sich in der Weise dar, daß man das käufliche Kolophonium pulverisiert, ein ca. 50 g fassendes Gläschen bis zur Hälfte damit füllt und sodann Xylol nachgießt, bis das Gefäß voll ist. Dann läßt man es offen unter einer Glasglocke stehen und benutzt nur die oberflächliche, dünnflüssige, gelblichrot gefärbte Schicht, die man zum Gebrauch in die Balsamgläschen von dem schmutzigen Bodensatz abgießt. Das zum Einschluß des Präparats verwendete Xylol-Kolophonium muß sehr rasch zum Erstarren gebracht werden, und das erreicht man durch Erhitzen über der Flamme. Bei mehrmaligem Durchziehen durch dieselbe wird das Einschlußmedium bald in eine steinharte Masse verwandelt. Während des Erwärmens des Schnittes drückt man das Deckglas mittels des hinteren Endes des Glashäkchens oder der Nadel an, damit auch der Schnitt möglichst fest und gleichmäßig am Objektträger haftet, und der Schnitt später beim Mikroskopieren nicht zu viele Unebenheiten bietet. Die fertigen Schnitte müssen vor Sonnenlicht und elektrischem Bogenlampenlicht geschützt werden, da sie sonst rasch abblassen; aus dem gleichen Grunde ist auf eine exakte Entfernung des Anilin- und Cajeputöls und auf ein rasches Erstarren des Einbettungsmediums zu achten.

Die Alkohol-Toluidinblau- (Kresylviolett-, Thionin-) Färbung.

1. Fixierung und Schneiden wie bei der Nisslschen Originalmethode.
2. Die Schnitte werden in flache Schalen mit einer 0,1 proz. wässerigen Lösung von Toluidinblau für eine halbe bis eine Stunde verbracht. (Sorgfältiges Filtrieren der Farblösung zur Vermeidung von Farbstoffniederschlägen.)

3. Auswaschen in destilliertem Wasser ca. eine Viertelstunde lang.
4. Differenzieren in Alkohol von aufsteigender Konzentration.
5. Xylol, Xylol-Kolophonium.

Wie wir eingangs hervorhoben, handelt es sich hier um eine Vereinfachung der Nisslschen Originalfärbung, bei der man ebenfalls bestrebt sein muß, die einzelnen Prozeduren stets in ganz gleicher Weise vorzunehmen. Bei einer absolut gleichmäßigen Technik kann man auch diesem Präparat in gewisser Weise den Wert eines Äquivalentbildes beilegen, obschon allerdings die Methode nicht so gleichmäßig in ihren Resultaten ist wie die Nisslsche Originalmethode; aus letzterem Grunde wird man zum Vergleich immer noch einzelne Präparate nach der eigentlichen Zelläquivalentmethode von Nissl anfertigen. Diesem Zelläquivalentpräparat gleichen die Bilder fast immer in den wesentlichsten Stücken, und da man mit dieser Methode rascher und bequemer zum Ziel kommt, als wenn man in Seifenmethylenblau färbt und den Schnitt in Anilin-Alkohol und Cajeputöl nachbehandelt, so erscheint gerade diese Färbung in gewöhnlichen wässerigen Lösungen von Toluidinblau (oder Kresylviolett) mit nachfolgender Differenzierung in bloßem Alkohol für den gewöhnlichen Gebrauch recht empfehlenswert. Zudem blassen diese Schnitte nicht so rasch ab; wenn man sie im Dunkeln im Präparatenkasten aufhebt, so weisen sie noch nach 2—3 Jahren eine recht gute Zellfärbung anf. Außerdem sind gerade bei Anwendung des Toluidinblaus (oder des Kresylvioletts) manche Substanzen in metachromatischer Weise schärfer hervorgehoben als im Methylenblaupräparat, wie z. B. das Plasma der Plasmazellen und gewisse Granula. Übrigens bekommt man auch mit der Plasmazellfärbung von Unna - Pappenheim (S. 117) eine hübsche Darstellung der Tigroidschollen.

Die Zellfärbung mit Toluidinblau (Kresylviolett, Thionin) am eingebetteten Präparat.

Bei manchen Herderkrankungen und ganz besonders bei Erweichungen ist es oft nur sehr schwer oder gar nicht möglich, vom uneingebetteten Alkoholblock gute Schnitte zu gewinnen; ferner erwähnten wir bereits, daß man beim „Uneingebettet-

Schneiden" in der Regel die Pia nicht mitbekommt, deren Untersuchung ja oft von großer Wichtigkeit ist; und endlich wollen wir in gewissen Fällen große Übersichtspräparate eventuell durch ganze Hemisphären haben, die wieder vom eingebetteten Alkoholblock nicht gut zu erhalten sind. Aus solchen Gründen ist man bisweilen gezwungen, eine Einbettung des Alkoholblocks vorzunehmen.

Es empfiehlt sich dafür die Einbettung in Celloidin wesentlich mehr als die in Paraffin, weil letztere häufig zu gewissen Schrumpfungen und anderen Artefakten führt. Das Verfahren ist demnach folgendes:

1. Der in Alkohol fixierte Block wird nach den üblichen Vorschriften in Celloidin eingebettet und unter 70 proz. Alkohol geschnitten.
2. Die Schnitte kommen für 30—60 Minuten in eine 1 prom. wässerige Lösung von Toluidinblau (Kresylviolett 1 %; Thionin 1 %).
3. Wässern in Aq. dest. eine Viertelstunde lang.
4. Entfärben in Alkohol von aufsteigender Konzentration.
5. Xylol, Xylol-Kolophonium.

Ich ziehe dieses Verfahren der Färbung im erwärmten Farbbad und der Differenzierung in Anilinöl-Alkohol und Nachbehandlung in Cajeputöl vor; stets ist auf eine sorgfältige Filtrierung der Farblösungen zu achten, weil man sonst sehr lästige Farbstoffniederschläge bekommt, zumal bei Anwendung des Kresylvioletts.

Von größter Wichtigkeit ist auch bei den zuletzt angegebenen Methoden, daß man, wie bei dem Nisslschen Originalverfahren, die Stücke in Alkohol fixiert, und es ist geradezu ein Kunstfehler, wenn man eine andere Fixierung, wie etwa die beliebte Formolkonservierung, anwendet. Aber man wird, wo man nur formolfixiertes Gewebe zur Verfügung hat, bisweilen gezwungen sein, auch an solchem Material eine Zellfärbung vorzunehmen; und wenn man dann auch natürlich kein Zelläquivalentpräparat erhält, so kann man sich doch an solchen Bildern wenigstens über gröbere Zellveränderungen und Ausfälle orientieren. Man muß dann das Formolmaterial in Alkohol überführen und es darin mindestens etwa 8 Tage lassen, bis das Formol möglichst ausgewaschen ist, und der Alkohol das Gewebe durchdrungen hat. Alsdann kann man häufig uneingebettet unter 96 proz. Alkohol schneiden, oder man muß in Celloidin einbetten. Man färbt die Schnitte mit wässrigen Lösungen von Toluidinblau oder Kresylviolett und differenziert in Alkohol von aufsteigender Konzentration. An dem formolfixierten Gewebe geht aber die Entfärbung leider nur in sehr ungleichmäßiger Weise vor sich; sehr häufig wird der Gewebsgrund nicht entfärbt, sondern behält einen grünblauen Ton, und die Entfärbung ist an manchen Stellen des Präparates schon beendet, während sie an anderen kaum begonnen hat. Manchmal erzielt man eine gleichmäßigere Entfärbung und erhält einen farblosen Grund, wenn man den Schnitt, ehe er völlig ausdifferenziert ist, aus dem absoluten Alkohol in das Xylol und wieder zurück in Alkohol zur endgültigen Differenzierung bringt; dabei pflegt die Entfärbung ziemlich rasch vor sich zu gehen. Auch 1—2 Tropfen Salzsäurespiritus, zu dem zur Entfärbung verwandten 70 proz. Alkohol zugesetzt, erleichtern bisweilen die Entfärbung des Gewebsgrundes (natürlich muß das Präparat, das in solchem Spiritus war, nacher gut in Alkohol ausgewaschen werden). Außerdem blassen die Formol-Präparate in der Regel schon nach kurzer Zeit ab, selbst wenn man sie sorgfältig vor Tageslicht schützt.

Die Nervenzellfärbung nach Held.

1. Fixierung am besten in Pikrinschwefelsäure (24 Stunden).

2. Nachhärtung in Alkohol; Paraffineinbettung. (Die Behandlung mit Alkohol soll außer der Entwässerung und Härtung des fixierten Blockes auch dessen Auswaschung besorgen; man steigt von 20 proz. Alkohol allmählich bis zu absolutem Alkohol aufwärts.)

3. Die dünnen Schnitte werden mit Spiritus aufgeklebt, entparaffiniert und gefärbt, 2 Minuten lang, in erwähnter Erythrosinlösung:

Erythrosin pur. . . . 1,0
Aq. destill. 150,0
Eisessig . . . . . . 2 gtt.

4. Abwaschen in Wasser; Nachfärben in einem Gemisch von wässerigem Azeton (1 : 20) und Nisslscher Methylenblaulösung zu gleichen Teilen. Man färbt unter Erwärmung, bis der Azetongeruch geschwunden ist.

5. Nach dem Erkalten wird in 0,1 proz. Alaunlösung differenziert, bis der Schnitt wieder rötlich wird.

6. Abspülen, Alkohol, Xylol, Balsam.

Außer den Nissl-Schollen, welche blau erscheinen, bringt diese Methode auch die zwischen den Tigroidschollen gelegene Zellsubstanz in einer roten Konstrastfarbe zur Anschauung.

Die Kronthalsche Zellfärbung am Ausstrichpräparat.

Man zerdrückt etwas mit der Schere herausgeschnittene graue Substanz vom Rückenmark oder Gehirn zwischen zwei Objektträgern, zieht die Objektträger, wie bei Bakterienpräparaten, voneinander ab und fixiert das trockene Präparat über der Flamme oder in absolutem Alkohol. Färben in 1 prom. Toluidinblaulösung oder in polychromem Methylenblau; Abspülen in Wasser, Differenzieren in Alkohol; absoluter Alkohol, Xylol, Balsam.

Die Ganglienzellen, die durch das Verreiben isoliert wurden, sind hier mit ihren chromophilen Substanzen hübsch gefärbt, und ihre Fortsätze sind weithin zu verfolgen. Außerdem sind natürlich auch Gliazellen, Gefäße usw. gefärbt. — Diese Methode dient nur zur Demonstration des allgemeinen Baues der normalen Ganglienzelle.

Die Methode der **vitalen Methylenblaufärbung**, nach der sich mitunter auch die zentralen Ganglienzellen gut darstellen lassen, ist auf S. 127 geschildert.

Das Golgische Imprägnationsverfahren.

Am meisten gebraucht ist die sogenannte Schnelle Golgische Methode:

1. Härtung und Fixierung von kleinen dünnen Stücken (frisches Material von Embryonen oder Neugeborenen) in einem Gemisch von

3 proz. Kal.-bichrom.-Lösung	80,0
1 proz. Osmiumsäure-Lösung	20,0

Darin bleiben sie 2—8 Tage im Dunkeln.

2. Abspülen in destill. Wasser oder in schon benutzter Silberlösung (1/4 proz. Höllensteinlösung).

3. Übertragen in 0,6—1 proz. Höllensteinlösung für 2—6 Tage.

4. Schneiden zwischen Klemmleber oder nach sehr rascher Einbettung in Celloidin (in höchstens 30 Minuten). Dicke Schnitte (50—100 μ).

5. Eintauchen in absoluten Alkohol; Bergamottöl, Balsam (Xylol-Dammarharz) ohne Deckglas.

Statt der Silberlösung kann man auch eine Sublimatlösung verwenden.

Die besten Präparate erhält man von Material sehr junger oder embryonaler Tiere. Die Gewebsstücke müssen überall gut von der Flüssigkeit umspült werden; man legt sie auf feinzerzupftes Fließpapier. Das Chromosmiumgemisch ist in reichlichen Mengen zu verwenden. Die Dauer der Fixierung richtet sich nach dem Zwecke der histologischen Darstellung; nach Lenhossék sind für eine Imprägnation der Ganglienzellen 3—5 Tage nötig (für die der Neurogliazellen 2—3 Tage).

Sehr wichtig ist es, daß man sich nach der Silberbehandlung durch Einschneiden des Blockes überzeugt, ob dieser auch im Innern eine deutliche Chromsilberreaktion zeigt. Sonst muß man ihn für 2—3 Tage wieder in das Chromosmiumgemisch zurückbringen und danach von neuem mit Silberlösung behandeln (doppelte, auch dreifache Methode).

Die Golgische Methode bringt, wie gesagt, durch einen Chromsilberniederschlag gewisse präformierte Strukturen, wie die Ganglienzelle mit ihren Ausläufern, zur Anschauung; die imprägnierten Elemente heben sich durch ihre schwarze oder tief braunschwarze Färbung von dem hellen Grunde klar ab. In dem gleichen Präparate können außer dieser oder jener Nervenzelle — die eben in unbestimmbarer Auswahl imprägniert werden — auch ganz andere Gewebselemente, wieder in scheinbar willkürlicher Selektion, inkrustiert werden, wie z. B. Gliazellen, die in der Silhouette eine besonders prägnante Spinnenform zeigen, oder Bindegewebsfasern usw. Außerdem aber bilden sich Niederschläge auch sonst im Gewebe; sie bringen keine präformierten Strukturen zur Anschauung, sie stören die Beurteilung der Golgibilder sehr und können zu Täuschungen Anlaß geben. Das ist einer der Hauptnachteile der Methode.

Die für das Wesen der Methode wichtigste Frage, worauf die selektive Imprägnation einzelner Strukturen, bzw. das Freibleiben des Hauptteiles des Gewebes von der Chromsilberreaktion beruht, ist ganz neuerdings dahin beantwortet worden (Liesegang), daß das zum Teil an der Beweglichkeit des Kaliumbichromates, zum Teil ferner an der Beweglichkeit des Chromatsilbers im Gewebe liege, und daß drittens noch der Gehalt der Hirnsubstanz an Säuren und Ammoniaksalzen die Entstehung von Chromatsilber hindere oder erschwere.

Von den außerordentlich zahlreichen Modifikationen der Golgi-Methode erwähne ich hier nur die meines Erachtens wichtigste, nämlich

Die Coxsche Sublimatmethode:

1. Fixierung und Imprägnation in folgender Mischung

5 proz. Kal. chromat.-Lösung	16,0
5 proz. Kal. bichromat-Lösung	20,0
5 proz. Sublimatlösung	20,0
Aq. dest.	40,0

Die Kal. bichromat-Lösung darf, um Quecksilberchromat-Niederschlägen vorzubeugen, erst dann zugesetzt werden, wenn die Flüssigkeit schon mit der angegebenen Menge Aq. destill. verdünnt ist. — In dieser Flüssigkeit bleiben die kleinen Stücke (am besten Rinde) 2 oder mehrere Monate; im Sommer geht die Imprägnierung rascher vor sich als im Winter.

2. Gefrierschnitte.

3. Behandlung der Schnitte mit einer 5proz. Natriumkarbonat-Lösung für 1—2 Stunden; dadurch werden die Schnitte schwarz.

4. Auswaschen, rasches Entwässern in absolutem Alkohol, Aufhellen in Öl, Abtrocknen mit Fließpapier und

5. Einschließen in einen Lack von folgender Zusammensetzung:

Sandarak	75,0
Kampfer	15,0
Terpentin	30,0
Lavendelöl	22,5
Alkohol absolut	75,0
Rizinusöl	5—10 Tropfen.

Man kann diese Schnitte auch mit einem Deckglase bedecken, wenn man die Lackschicht erst gut trocknen läßt, dann mit Rizinusöl benetzt und das Deckglas fest andrückt, um das überschüssige Öl darunter hervorzupressen.

Die Coxsche Sublimatmethode ist wohl das sicherste Verfahren zur „Golgi-Imprägnation".

Siebentes Kapitel.

Die Darstellung der Neurofibrillen und Achsenzylinder.

Für die normale Histologie geben die Methoden von Apáthy und Bethe, welche die ersten Elektivmethoden der Fibrillen gelehrt haben, und denen wir die wichtigsten Kenntnisse über diese Gebilde verdanken, die sichersten Resultate. Bei den Wirbellosen liefert die Nachvergoldung von Apáthy und bei den Wirbeltieren das Molybdänverfahren von Bethe ungemein klare und elegante Bilder von den Neurofibrillen, den fibrillären und netzartigen Strukturen an der Oberfläche der Ganglienzelle und an den Endorganen; an den peripheren Nervenfasern der Wirbellosen lassen sich mit der Apáthyschen Methode die einzelnen Primitivfibrillen darstellen. Klarer als mit den neuen, bequemer arbeitenden Methoden bringt das Bethe-Präparat das Verhalten der endozellulären Fibrillen und ihre Beziehungen zu den Oberflächennetzen zur Anschauung, während bei anderen Methoden häufig Kunstprodukte die Beurteilung dieser feineren histologischen Dinge beeinträchtigen.

Aber die Methode von Bethe arbeitet leider zu unsicher und ist auch nicht so einfach zu handhaben, daß sie in der Histopathologie bisher allgemeinere Anwendung erfahren konnte. Es bedeutete deshalb einen großen Fortschritt, als Cajal und Bielschowsky Silberimprägnationen der Fibrillen und Achsenzylinder angaben, die bequemer anzuwenden sind und im großen und ganzen sicherer arbeiten. Auch sie geben von den endozellulären Fibrillen und den feineren fibrillären Gebilden um die Ganglienzellen und in den Endorganen gute histologische Bilder; jedoch ist bei der Cajalschen Methode stets zu berücksichtigen, daß infolge starker Schrumpfungen und anderer Mängel der Methode die histologische und histopathologische Beurteilung beeinträchtigt wird, und daß vor allem ein Nachteil dieses Verfahrens darin liegt, daß nur eine ringförmige mittlere Zone eine gute Imprägnation aufweist, während die äußeren Schichten zu stark inkrustiert und die mittleren zu wenig gefärbt sind. Dem Cajalschen Verfahren ist in der Histopathologie die Bielschowskysche Methode, bei welcher man vom Gefrierschnitt ziemlich gleichmäßige Bilder bekommt, weit überlegen. Außerdem ist auch die Fixierungsart (nämlich die in Formol) eine einfachere, bzw. sie entspricht mehr dem gewöhnlichen Usus.

Alle diese Methoden beruhen in ihrem Erfolg in erster Linie darauf, daß die Neurofibrillen die Eigenschaft haben, viel Metallsalze in sich aufzunehmen (Bethe). Die Sichtbarmachung des angelagerten Metallsalzes wird nach dem Apáthyschen Verfahren durch Nachvergoldung erreicht, bei dem Betheschen und Donaggioschen Verfahren durch die Bindung eines Farbstoffes (Toluidinblau) an das Metall; und Cajal und Bielschowsky suchen durch starke Reduktion das angelagerte Silber sichtbar zu machen. Es ist aber auch, wie vor allem Bethe gezeigt hat, eine primäre Färbung der Neurofibrillen zu erzielen, und zwar sowohl am frischen Präparat wie auch am Gewebe, das in einer nicht beizenden Substanz (Alkohol, absol. Äther) fixiert worden ist. Für rein histologische Fragen sind diese Methoden weniger von Bedeutung wie in allgemein physiologischer und pathologischer Beziehung, z. B. für die Sichtbarmachung der motorischen Bahnen und gewisser Veränderungen der Nervenfasern unter dem Einfluß des konstanten Stromes (Bethe).

Der Achsenzylinder der Wirbeltiere wird durch alle die genannten Methoden nicht (oder doch nur ganz unvollkommen bei den le ztgenannten) in seine Einzelfibrillen histologisch aufgelöst. Um diese Primitivfibrillen sichtbar zu machen, haben Bethe und Mönckeberg eine besondere Methode, die keine eigentliche Elektivfärbung der Fibrillen ist, angegeben (vgl. die Darstellung der Primitivfibrillen am peripherischen Nervensystem S. 121).

Wennschon die Bielschowskysche und Cajalsche Methode nicht die einzelnen Primitivfibrillen des Achsenzylinders, sondern diesen nur als einen soliden Strang imprägnieren, so liegt doch eine ganz besondere histologische Bedeutung dieser Methoden gerade auch in der sicheren Darstellung der marklosen Achsenzylinder. Ganz allgemein kann man sich ja über die Achsenzylinder an den Übersichtsbildern, die mit den Karmin-Methoden, der van Giesonschen oder Malloryschen Färbung usw. gewonnen werden, orientieren. Aber es handelt sich dabei natürlich um eine in keiner Weise elektive Differenzierung des Achsenzylinders gegenüber anderen Gewebsbestandteilen, und man hat deshalb viel nach spezifischen Achsenzylinderfärbungen gesucht. Die betreffenden Verfahren sind aber zum Teil recht kompliziert und die Resultate keineswegs immer gelungen; die meisten brachten auch nur den von der Markhülle umgebenen Achsenzylinder zur Anschauung, indem sie nur bestimmte Teile (z. B. das Neurokeratin) sichtbar machen. Dagegen ist die Darstellung des von Mark umhüllten Achsenzylinders, wie vor allem auch der feinsten marklosen bzw. marklos gewordenen Fasern mit den Methoden von Bielschowsky und Cajal sehr einfach und sicher, und das ist von besonderer Bedeutung, speziell für die Untersuchungen über den isolierten Schwund der Markhülle und die Persistenz des Achsenzylinders in Herden, z. B. bei der multiplen Sklerose und der Paralyse.

I. Die Nachvergoldung von Apáthy bei Wirbellosen.

1. Fixierung in konzentrierter, wässeriger Sublimatlösung oder in Sublimatalkohol 16—24 Stunden.
2. Entfernung des Sublimats, nach Auswaschen in Wasser, mit wässeriger Jodjodkaliumlösung.
3. Direktes Übertragen in 95proz. Alkohol (8—12 Stunden) und danach zur Entfernung der Sublimatreste in alkoholische Jodjodkaliumlösung (1 % Jodkali, ½ % Jod) (für die gleiche Zeit). Das Objekt muß ganz gelb sein.
4. Entwässern in absolutem Alkohol, Einbetten in Paraffin (Chloroform als Zwischenmedium).
5. Aufkleben der Paraffinschnitte (10 μ dick) mit Wasser oder Eiweißwasser.
6. Entfernen des Paraffins mit reinem Chloroform. Alkohol, dest. Wasser 2—6 Stunden.
7. Übertragen in eine 1proz. Lösung von Chloratum flavum (Merck) für 12—24 Stunden.
8. Nach kurzem Abspülen (Schnittseite schräg nach unten gekehrt) in eine Glastube mit 1proz. Ameisensäurelösung stellen und 6—8 Stunden von allen Seiten beleuchten, wobei die Temperatur nicht zu hoch werden darf.
9. Mit Wasser waschen; Alkohol, Chloroform, Kanadabalsam.

Bei den meisten wirbellosen Tieren färben sich mit dieser Methode die Primitivfibrillen in den Nervenfasern, Ganglienzellen,

Sinnesepithelien usw. in prachtvoller Deutlichkeit. Die Fibrillen erscheinen tiefschwarz auf fast farblosem Grunde.

Leider gelingt das Verfahren nicht immer. Häufig sind Mißerfolge nicht aus Mängeln der Technik zu erklären, bisweilen aber liegt es auch daran, daß es bei der Belichtung doch zu einer zu starken Erwärmung kam. Die Temperatur soll 20^0 C nicht überschreiten; man wendet deshalb im Sommer zweckmäßig bloß helles Tageslicht an, im Winter kann man die Präparate direkt in das Sonnenlicht stellen. Manche Blöcke erscheinen aus irgendwelchem Grunde von vornherein konstant schlechte Erfolge zu liefern, während sich an anderen brillante Bilder Schnitt für Schnitt erzielen lassen. Am besten stellt man die anfänglichen Versuche an häufiger untersuchten Objekten (Hirudo) an. Wie bei der Weigertschen Neurogliafärbung und ähnlichen Methoden kommt auch hier alles auf eine gewisse Ausdauer an.

II. Das Molybdänverfahren nach Bethe.

1. 4—10 mm dicke Stücke aus dem Rückenmark oder Gehirn werden für 24 Stunden in 3—7½ proz. Salpetersäure gebracht.
2. Direktes Übertragen in 95 proz. Alkohol (24 Stunden),
3. Übertragen für 24 Stunden in eine Mischung von:

Ammoniak (spezifisches Gewicht 0,95)	1
dest. Wasser	3
96 proz. Alkohol	8

4. Für einige Stunden in Alkohol.
5. Dann 24 Stunden in Salzsäure (konz., spez. Gew. 1,18) 1 Teil

Wasser	3 ,,
Alkohol 96 %	8—12 ,,

6. Einige Stunden in Alkohol, dann in Wasser 2—6 Stunden.
7. Molybdänieren in 4 proz. Lösung von Ammonium molybdaenicum (weißes Präparat) für 24 Stunden.

   Bei all diesen Prozeduren soll die Temperatur 20^0 C nicht übersteigen.
8. Alkohol, Xylol, Paraffineinbettung.

   Aufkleben der 10 μ dicken Schnitte mit Eiweiß-Glyzerin (ohne Wasser!)

   Die Güte der Blöcke nimmt nach der Mitte zu ab.

9. Differenzierung und Färbung. Überführen der Schnitte durch Alkohol in Wasser; gut mit destilliertem Wasser abspülen, Objektträger unten trocknen. Eine Wasserschicht von ungefähr 1—2 ccm aufschichten und den Objektträger so in den Wärmeschrank (60^0 C) legen (2—10 Minuten; Zeit ausprobieren!) Abgießen des Wassers, kurz Spülen. Dann Aufschichten einer Toluidinblaulösung (1 : 3000), 10 Minuten färben bei 58—60^0 C. Abspülen mit Wasser, Alkohol, bis keine Farbwolken mehr abgehen. Absoluter Alkohol, Xylol, Kanadabalsam (Xylol und Kanadabalsam müssen ganz wasserfrei sein.)

Das Sichtbarwerden der Neurofibrillen beruht also bei dieser Methode darauf, daß eine unlösliche Verbindung zwischen dem basischen Farbstoff und der in den Neurofibrillen aufgespeicherten Molybdänsäure gebildet wird. Die Differenzierung wird hier vor der Färbung vorgenommen, die Behandlung mit warmem Wasser bezweckt die Auswaschung des überschüssigen Molybdäns und die Umlagerung des im Gewebe gelösten. Fibrillenarme Zellen differenzieren sich schnell, fibrillenreiche langsam; bei sehr fibrillenreichen Zellen kann man das Salzsäurebad fortlassen, weil sich dann die Fibrillen leichter differenzieren lassen. Die Schnelligkeit der Differenzierung hängt ab von der Wassermenge, der Molybdänmenge im Gewebe und der Dauer der Wärmeeinwirkung. Man muß zunächst die Differenzierungszeit ausprobieren und verteilt deshalb zweckmäßig die ersten Schnitte auf mehrere Objektträger und differenziert 2, 5 und 8 Minuten lang, um dabei das Optimum der Differenzierungszeit herauszufinden. An guten Präparaten dürfen nur Kern und Primitivfibrillen gefärbt sein. Ist ein Niederschlag auf der Oberfläche vorhanden, so ist zu kurz differenziert worden, sind die Fibrillen zu hell, so ist zu lange differenziert. Manchmal empfiehlt sich eine Färbung mit stärkerer Toluidinblaulösung (1 : 1000).

Am besten gelingt die Neurofibrillenfärbung an den Vorderhornzellen vom Menschen, Hund und Kaninchen; die Golginetze lassen sich besonders gut an den Zellen des Nucleus dentatus und der Olivenkerne darstellen. Wo es auf die Golginetze ankommt, wende man eine etwas stärkere Konzentration der Salpetersäure bei der Fixierung an (5—7½ proz. Salpetersäure). Nach sehr starker Nitrierung färben sich die Fibrillen nie, dafür aber neben den Bindegewebsfibrillen der Gefäße die Holmgrenschen Kanäle. Schwache Nitrierung disponiert mehr zur Färbung der Fibrillen.

III. Das Molybdänverfahren nach Donaggio.

1. Fixieren kleiner Stücke in Pyridin 5—6 Tage.
2. 24stündiges Auswaschen.
3. Ammoniummolybdat 4.0
   Wasser 100
   Salzsäure . . . . . 4 Tropfen.
4. Nach 24stündigem Aufenthalt in dieser Molybdänlösung kurzes Abspülen, Alkohol, Xylol, Paraffin.
5. Aufkleben der 3—7 μ dicken Schnitte mit Wasser.
6. Durch Xylol und Alkohol in Wasser (1 Minute).
7. Färben in einer Thioninlösung 1 : 10000.

   Kontrolle der Färbung unter dem Mikroskop, die beendet ist, wenn die Kerne, die sich anfangs stark färben, sich wieder entfärbt haben.
8. Waschen und eventuell noch einmal mit Ammoniummolybdat nachfixieren.
9. Entwässern, Aufhellen, Einschließen in Balsam.

Auch diese Methode gibt eine recht schöne und vollständige Färbung der Neurofibrillen, und sie gelingt auch bei einiger Übung ziemlich regelmäßig. Im Gegensatz zu dem Bethe-Präparat kommt es aber hier leichter zu Verklebungen der Fibrillen infolge der schrumpfenden Wirkung des Pyridins.

IV. Die Silberimprägnation nach Bielschowsky.

1. Fixierung in 10—15 proz. Formollösung; frisches Material, dünne Scheiben (1 cm dick).
2. 2—4 stündiges Auswaschen in Wasser.
3. Herstellung von möglichst dünnen Gefrierschnitten.
4. Auffangen der Schnitte in destilliertem Wasser und Übertragen mittels Glashäkchens in eine 2—3 proz. Argentum-nitricum-Lösung für 24 Stunden.
5. Durchziehen der Schnitte durch destilliertes Wasser und Übertragen in eine ammoniakalische Silberlösung, die man

in der Weise herstellt, daß man zu 5 ccm einer 10 proz. Argentum-nitricum-Lösung 5 Tropfen reiner 40 proz. Natronlauge hinzufügt. Der dabei entstehende braune Niederschlag wird durch tropfenweisen Zusatz von Ammoniak unter beständigem Umschütteln langsam zur Lösung gebracht. (Man bedient sich dazu zweckmäßig eines graduierten etwa 25 ccm enthaltenden verschließbaren Zylinders.) Nach Lösung des Niederschlages wird destilliertes Wasser auf 20 ccm aufgefüllt. In der in ein verschließbares Schälchen gegossenen ammoniakalischen Silberlösung bleiben die Schnitte 10 Minuten (dickere etwa 20 Minuten), bis sie einen tiefbraunen Ton angenommen haben.

6. Nach Durchziehen durch destilliertes Wasser Reduktion in einer 20 proz., mit Leitungswasser hergestellten Formalinlösung (12—24 Stunden).
7. Auswaschen in Wasser, Vergoldung in einer leicht angesäuerten Goldchloridlösung; 2—3 Tropfen einer 1 proz. Goldchloridlösung auf 10 ccm Aq. dest., dazu 2—3 Tropfen Eisessig. Dauer der Vergoldung, bis der Grundton rötlichviolett ist (ca. 10—20 Minuten).
8. Fixieren ½ Minute in saurem Fixierbad (5 proz. unterschwefligsaures Natron, dem auf je 10 ccm ein Tropfen saures schwefligsaures Natron zugesetzt ist).
9. Gründliches Auswaschen, Entwässern, Karbol-Xylol (1 : 10), Balsam.

Wichtig für das Gelingen der Methode ist, daß das Übertragen der Schnitte stets mit Glasinstrumenten vorgenommen wird. (Am besten eignen sich dazu Glashäkchen, die man sich durch Ausziehen eines dünnen Glasrohrs und durch Umschmelzen des ausgezogenen Endes über dem Bunsenbrenner herstellt.) Man vermeide einen Überschuß von Ammoniak zu der ammoniakalischen Silberlösung. Oft wird die Vergoldung gleichmäßiger, wenn man das Goldbad nur etwa halb so stark nimmt, wie oben angegeben. Dann braucht die Vergoldung etwa 1—2 Stunden, und man erneuert am besten das Goldbad zwischendurch einmal. Für die Darstellung der endozellulären Neurofibrillen kommt es natürlich auf möglichst dünne Gefrierschnitte an; man erhält solche leichter, wenn man vor dem Schneiden das Formol möglichst gründlich aus dem Block ausgewaschen hat. Für die Darstellung der Achsenzylinder und mancher am Bielschowsky-Präparat besonders gut erkennbarer Inkrustationen des senilen Gehirns (Drusen) empfiehlt es sich, dickere Schnitten (etwa 15—20 μ) anzufertigen, da an ihnen die Imprägnation bzw. Reduktion besser wird (O. Fischer).

Mittels dieser Methode erhält man eine sehr distinkte schwarze oder braunschwarze Färbung der endozellulären Neurofibrillen, der netzigen Strukturen an der Ganglienzelloberfläche und auch der Endkölbchen. (Über die Darstellung der nervösen Endorgane vgl. den Abschnitt über das periphere Nervensystem.) Die Achsenzylinder bringt die Bielschowskysch Färbung überall klar und sicher zur Anschauung; und zwar auch die feinsten marklosen bzw. marklos gewordenen; deshalb ist diese Methode besonders für die Darstellung der marklosen Achsenzylinder bei gewissen histopathologischen Prozessen von größter Bedeutung (multiple Sklerose); die Achsenzylinderbilder sind mit den Markscheidenbildern an Gefrierschnitten desselben Blockes zu vergleichen. Die Methode ist im allgemeinen elektiv, nur selten erhält man eine Mitfärbung gliöser Strukturen. Bei sehr starken Gliawucherungen sieht man die fasrige Glia bisweilen in einer viel matteren Nuance graurötlich angefärbt.

V. Die Silberimprägnation nach Cajal.

1. Frische 3—4 mm dicke Stücke werden für 4—5 Tage in eine 2—6 proz. Höllensteinlösung gelegt (bei Lichtabschluß (schwarzes Papier um die Flasche!] im Brutofen).
2. Abspülen in destilliertem Wasser.
3. Reduktion in einer 1 proz. Lösung von Pyrogallussäure, der man 4—5 Prozentteile reines Formol zusetzt (24 Stunden).
4. Nachhärtung in Alkohol, Paraffineinbettung, dünne Schnitte, Aufkleben.
5. Entparaffinieren, Vergolden, Fixieren usw. wie bei der Bielschowskyschen Methode.

Man muß sehr kleine Stücke für die Imprägnation verwenden, da das Metall nicht tief eindringt; die innersten Schichten werden nur unvollständig versilbert (s. o. S. 68); brauchbar ist nur eine mittlere Zone des Präparates. Die Methode gelingt zumal bei Embryonen und jungen Tieren sicher. Die Färbung der Fibrillen ist der am Bielschowsky-Präparat ähnlich. Schrumpfungen sind zumal an den endozellulären Fibrillen häufig.

Von dieser Methode existieren eine große Reihe von Cajal selbst angegebener Modifikationen, die verschiedenartige Strukturen (Neurofibrillen der marklosen Fasern, Endfüße, Holmgrensche Kanäle, Golginetze usw.) zur Darstellung bringen. Es sei davon nur folgende erwähnt:

Silberfärbung der myelinfreien Achsenzylinder (und der Neurofibrillen).

Diese Methode ist besonders für histopathologische Zwecke (z. B. bei multipler Sklerose) empfehlenswert.

1. Härtung dünner, kleiner Stücke (4 mm dick) 24 Stunden in Alkohol 96 proz. 100
   Ammoniak . . . . 0,25—1,0.
2. Auswaschen in mehrfach gewechseltem destillierten Wasser.
3. Übertragen der Silberlösung usw. wie bei der eben geschilderten Methode.

Vergoldung nur bei den zu hellen Schnitten notwendig.

VI. Primäre Färbungen der Neurofibrillen nach Bethe und Lugaro.

a) 1. Fixieren in 75—96 proz Alkohol; Xylol, Paraffin; 5—10 μ dicke Schnitte mit Eiweiß (ohne Wasser) aufkleben.
2. Färben in Toluidinblaulösung 10—20 Minuten
   Toluidinblau Grübler . . . . 1,0 ccm
   Dest. Wasser . . . . 1000,0 „
   $^1/_{10}$ Normal-Natronlauge . . . . 0,8—1,5 „
3. Abwaschen mit destilliertem Wasser 1—2 Minuten.
4. Fixieren mit 5—10 % Ammoniummolybdatlösung.
5. Abspülen, Alkohol, Xylol, neutraler Kanadabalsam.

Es färben sich nur die Achsenzylinder der peripheren Nerven, der Wurzeln und die motorischen Fasern im Rückenmark und Hirnstamm in rotviolettem Ton. Die Strangfasern bleiben ungefärbt, das Grau ist blaß, ebenso die zwischen den blaugefärbten Nissl-Schollen verlaufenden Fibrillenzüge.

Anwendung zur Darstellung motorischer Bahnen und zur Demonstration färberischer Veränderungen der Nervenfasern unter dem Einfluß des konstanten Stromes (Bethe).

b) Die Schnitte werden vor dem Färben mit verdünnter Schwefelsäure ($^1/_{2000}$—$^1/_{100}$ Normal) behandelt, dann gut ausgewaschen (Aktivierung). Dadurch werden auch die Strangfasern und die intrazellulären Fibrillenzüge färbbar. Die Substanz der Nisslschollen wird bei Benutzung stärkerer Säurelösungen gelöst, wodurch die Fibrillen in den Zellen klar hervortreten.

c) Zur Erzielung dunkler Färbungen wird statt mit Alkohol mit absolutem Äther oder mit ammoniakalischem Alkohol fixiert. Strangfasern hier direkt färbbar, eventuell Verstärkung der Färbung durch Aktivierung.

Für pathologische Zwecke, Nachweis von Achsenzylindern und sklerotischen Herden anwendbar.

Achtes Kapitel.

Die Darstellung der Markscheiden.

Exner hatte gezeigt, daß man durch Osmiierung eine Schwärzung der Markscheiden erzielen und so auch die Markfasern der Rinde zur Darstellung bringen kann. Diese außerordentlich wichtige Methode, mit der bekanntlich Tuczek seine Untersuchungen über den Markfaserschwund an der paralytischen Rinde angestellt hatte, hat nur noch historisches Interesse, seitdem uns Weigert eine exakte, sichere, elektive Darstellung der Markscheiden gelehrt hat. Die außerordentliche Wichtigkeit seiner Methoden wird aus den damit gewonnenen normal-anatomischen und besonders den pathologisch-anatomischen Untersuchungsergebnissen klar.

Weigert erzielte eine Färbung der Markscheiden dadurch, daß er das Material mit Chrom beizte und zur Verstärkung dieser Beizwirkung eine zweite Beize, nämlich ein saures Kupfersalz verwendete. Diese Doppelbeize vermittelt das Haften des Farbstoffes an dem Material. Als Farbe verwandte Weigert ein durch Lithion alkalisch gemachtes Hämatoxylin. Bei der Differenzierung halten die Markscheiden den Hämatoxylinkupferlack fest. Eine Verbesserung dieses Verfahrens erreichte Weigert dadurch, daß er später zur Färbung Eisenhämatoxylin anwandte, das die Remontage durch Kupferung nicht notwendig machte. Auch bei diesem Verfahren ist also das Wichtigste, daß ein (metallischer) Hämatoxylinlack gebildet wird, welcher der Differenzierung Widerstand leistet.

So groß die praktische Bedeutung der Weigertschen Originalmethode ist, so haben doch gewisse Mängel die Veranlassung gegeben, an dieser Methode durch Änderung der Beizungs-, Färbungs- und Differenzierungsprozeduren Verbesserungen anzubringen. Die „Herren Modifikanten“, wie sie Weigert nennt, haben dabei freilich mit ihren Verbesserungen nicht immer das erreicht, was die Originalmethoden, wenn man sie richtig anwendet, ohne weiteres ergeben. Immerhin haften der Weigertschen Methode auch in ihrer letzten, von ihm selbst erprobten Verbesserung doch noch Mängel an, die zu einer Modifikation meines Erachtens mit Recht herausfordern. Es gibt Fälle, in denen man aus mir unbekannten Gründen, selbst bei minutiöser Befolgung der Weigertschen Vorschriften, doch keine recht brauchbaren Bilder namentlich von der Hirnrinde bekommt, und bei denen man mit einem anderen, der Weigertschen Methode nachgebildeten Verfahren doch bessere Bilder erreicht. Die Methode, die das am sichersten gewährleistet, ist meines Erachtens das Kulschitzkysche Verfahren, bei welchem die Farblösung und die Differenzierungsflüssigkeit eine andere ist. Es wird hier mit einem durch Essigsäure angesäuerten Hämatoxylin gefärbt und die Hämatoxylinalaunlackbildung erfolgt erst in der Differenzierungsflüssigkeit, welcher Lithion zugesetzt ist. — Nächst dieser Kulschitzkyschen bzw. Kulschitzky-Woltersschen Modifikation der Weigertschen Färbung ist besonders noch die Färbung nach Weigert-Pal im Gebrauch, bei welcher durch Anwendung des Lustgartenschen Reduktionsverfahrens eine andere Differenzierung vorgenommen und eine völlige Entfärbung des Untergrunds erzielt wird. Für die Darstellung der feineren Rindenfasern leistet diese Methode jedoch nicht entfernt das, was sich mit dem Weigertschen Eisenhämatoxylinlack erreichen läßt.

Von anderen Markscheidenmethoden erwähne ich noch die Fränkelsche, mit der man recht elegante Bilder bekommt. Fränkel verwendet statt des Hämatoxylins einen basischen Anilinfarbstoff, nämlich polychromes Methylenblau. Zur festeren Verankerung dieses basischen Farbstoffes an das Gewebe benutzt Fränkel eine saure Beize, nämlich Tannin, welches auch die Differenzierung bewirkt.

Für die feinere Analyse gewisser Herderkrankungen und besonders für den Vergleich von Achsenzylinder- und Markscheidenbildern machte sich mehr und mehr das Bedürfnis nach einer

Markscheidenfärbung am Gefrierschnitt geltend. Bei den diesbezüglichen Versuchen wandte man im allgemeinen die Weigertschen Vorschriften in etwas modifizierter Weise an dem nachträglich chromierten Gefrierschnitt an. Dabei erreichte man jedoch nur eine unvollkommene Färbung der Markfasergeflechte; am Rückenmark genügen diese Bilder zwar im allgemeinen, von der Hirnrinde dagegen geben sie nur unbrauchbare Resultate. Eine Markscheidenfärbung am Gefrierschnitt, welche der Forderung einer Darstellung der feinsten markhaltigen Rindenfasern gerecht wird, glaube ich in einer Methode gefunden zu haben, bei der die Gefrierschnitte in schwefelsaurem Eisenammoniumoxyd gebeizt und danach in einem eisenhaltigen Hämatoxylin gefärbt werden. Der Eisenhämatoxylinlack haftet an den Fasern bei der ganz allmählich vor sich gehenden Differenzierung sehr fest. Bei dem Vergleiche solcher Präparate mit Kulschitzky- und Weigert-Präparaten aus der gleichen Rindenregion des gleichen Falles konnten wir uns von der weit vollständigeren Darstellung der feineren kortikalen, speziell der supraradiären Markfasergeflechte an den Gefrierschnitten überzeugen.

Zu den Markscheidenmethoden (im weiteren Sinne) gehört noch eine für die Histopathologie sehr wichtige Methode, nämlich die Marchische Chrom-Osmium-Methode, welche die pathologisch veränderte, d. h. die in frischer Degeneration befindliche Markscheide bzw. deren Zerfallsprodukte zur Darstellung bringt. Diese Methode deren Gelingen ganz besonders von einer primären Fixierung in Müllerscher Flüssigkeit und sorgfältigen raschen Verarbeitung des Materials abhängt (s. u.), beruht darauf, daß bei dem Zerfall der Markscheide fettartige Produkte geliefert werden, die nach vorheriger Chromierung eine Schwarzfärbung mit Osmium geben. (Über die zeitlichen Grenzen der Anwendbarkeit dieser Methode vgl. Kapitel II, S. 15.)

Die Fixierung erfolgt am besten in Formol oder auch in Müllerscher Flüssigkeit, welche gleichzeitig die für die Lackfärbung der Markscheiden notwendige Beize liefert. An dem in Formol fixierten Material läßt sich die „Markscheidenfärbung am Gefrierschnitt" ausführen; für die Weigertsche Markscheidenfärbung und deren Modifikationen sowie für die Fränkelsche Methylenblaufärbung muß das formolfixierte Material noch nachträglich in der Weigertschen Schnellbeize (s. S. 32) chromiert werden (ca. 8 Tage im Brutofen). An dem in Formol fixierten Material lassen sich auch andere Elektivfärbungen ausführen, während das in Müller fixierte dafür verloren ist und auch mit der Zeit recht brüchig wird. Es empfiehlt sich deshalb mehr die Fixierung in Formol, und nur für die Marchische Methode ist eine Fixierung in Müllerscher Flüssigkeit anzuraten. (Genaueres über Zeitdauer und Art der Fixierung für die Markscheidenfärbungen enthalten die Ausführungen auf S. 32).

Bei der ursprünglichen Markscheidenmethode von Exner fixierte man kleine Gewebsstücke in 1 proz. Osmiumsäure für 6—8 Tage, wusch aus und klebte den in Alkohol nachgehärteten Block (uneingebettet) mit Siegellack auf Kork auf; die Schnitte wurden in durch Ammoniak schwach alkalisch gemachtem Glyzerin untersucht. Die Markfasern erscheinen hier grauschwarz auf hellem Grunde.

Wo man nicht die Markscheidenfärbung am Gefrierschnitt anwenden will, ist das Material in Celloidin einzubetten. Beim Schneiden bemühe man sich nicht, besonders dünne Schnitte zu erhalten, sofern dazu nicht ein besonderer Grund vorliegt; denn dünne Schnitte werden von den verschiedenen Prozeduren, welche die Markscheidenfärbung verlangt, sehr stark angegriffen und leicht brüchig und zerreißlich. An dicken Schnitten kann man zudem auch die Markfaserausfälle im allgemeinen leichter erkennen, ganz besonders an der Rinde. Man gewöhne sich daran, möglichst immer etwa die gleiche Schnittdicke (etwa 30 μ) zu wählen, damit man für die Beurteilung des Markfaserschwundes einen Maßstab bei der Vergleichung verschiedener Präparate besitzt.

I. Die Weigertsche Markscheidenfärbung.

A. Die ältere Hämatoxylin-Alaunlack-Methode.

1. Die Celloidinblöcke werden auf Holzklötzchen geklebt und für 24 Stunden im Brutofen gekupfert, und zwar am besten in der Neurogliabeize (sekundäre Beizung).
2. Abspülen der gekupferten Blöcke in 70 proz. Alkohol, in welchem sie einige Stunden vor dem Schneiden bleiben müssen.

3. Schneiden.
4. Färben in flachen Petrischen Schalen für 12—24 Stunden in einer Lösung von

Hämatoxylin	1,0
Alkohol absolut.	10,0
Sol. Lith. carbon.	1,0
Aq. dest..	60,0

5. Mehrfaches Abspülen in Leitungswasser.
6. Differenzieren in einer Lösung von

Borax	4,0
rotem Blutlaugensalz (Ferricyankal.) . . .	5,0
Aq. dest.	200,0

Die Entfärbung wird in dieser Differenzierungsflüssigkeit so lange fortgesetzt, bis die graue Substanz deutlich gelb erscheint.
7. Mehrstündiges Auswaschen in mehrfach gewechseltem Leitungswasser, dem man etwas Lithionlösung hinzufügen kann.
8. Entwässern in Alkohol.
9. Aufhellen in Karbol-Xylol (1 : 3).
10. Einschließen in Kanadabalsam.

Das Kupfern kann man auch an den einzelnen Schnitten vornehmen, zumal wenn man noch andere Färbungen an dem gleichen Block ausführen will. Die Farblösung wird immer vor dem Gebrauch frisch hergestellt und kann nach der Färbung nicht wieder benutzt werden. Sie setzt sich zusammen aus einer Stammlösung, nämlich

a) aus einer 10 proz. Hämatoxylinlösung in absolutem Alkohol (die mindestens $^1/_4$ Jahr alt sein muß) und
b) aus 1 proz. Lithionwasser.

Bei dem Zusammengießen dieser beiden Stammlösungen bildet sich ein schön blau gefärbtes Lithionhämatoxylin.

B. Die neuere Hämatoxylin-Eisenlackmethode.

1. Einbetten, Kupfern, Schneiden wie bei der eben genannten Methode.
2. Färben in einer folgendermaßen zusammengesetzten Mischung:
   a) 4 ccm offiz. Liquor ferri sesquichlorati in 96 ccm Aq. dest.

b) 10 ccm der üblichen 10 proz. alkoholischen Hämatoxylinlösung (alte Stammlösung) in 90 ccm 96 proz. Alkohol.

Die beiden Lösungen werden unmittelbar vor dem Gebrauch zu gleichen Teilen vermischt, wobei sich tiefschwarzes Eisenhämatoxylin bildet.

3. Wässern, Differenzieren usw. wie bei der älteren Methode.

Bei beiden Methoden muß man die Schnitte mindestens 12 Stunden in der Farbe lassen. Für die Hirnrinde empfiehlt es sich, sie nicht weniger als 24 Stunden zu färben. Die Differenzierung ist durchschnittlich innerhalb einer halben Stunde beendigt. Manchmal geht sie etwas rascher, manchmal auch etwas langsamer vor sich. Wo man eine möglichst langsame Entfärbung wie z. B. bei der Rinde bezweckt, ist es ratsam, die Differenzierungsflüssigkeit mit der gleichen Menge Aqua dest. zu verdünnen.

Im Weigertschen Markscheidenpräparat sind die Markscheiden schwarz (bei der älteren Lithionhämatoxylinfärbung mehr blauschwarz) gefärbt. Der Untergrund ist gelb oder auch bei der neuen Methode hellgelb und fast ungefärbt. In dünnen Präparaten erkennt man an den quer getroffenen Markfasern die schwarz gefärbten Markringe. Außerdem färbt diese Methode auch frisch zerfallenes Markscheidenmaterial, das etwa noch in Zellen (z. B. in Körnchenzellen) aufgespeichert ist; ferner färbt sie manches Pigment in Ganglienzellen und auch die roten Blutkörperchen.

II. Die Palsche Modifikation der Weigertschen Markscheidenfärbung

bezweckt eine völlige Entfärbung des Untergrunds, indem sie statt der von Weigert angegebenen Differenzierungsflüssigkeit ein ursprünglich von Lustgarten in die Technik eingeführtes Bleichmittel anwendet; die überfärbten Schnitte kommen in eine Kalium-hypermanganicum-Lösung und werden dann in die bleichende schweflige Säure gebracht, die bei dem Palschen Verfahren dadurch entsteht, daß Kalium sulfurosum und Oxalsäure in Wasser gelöst werden. Das Verfahren ist demnach folgendes:

1. Die nicht gekupferten, in Weigertscher Hämatoxylinlösung gefärbten Schnitte werden in Leitungswasser 1—2 Stunden lang ausgewaschen und werden dann

2. in eine $\frac{1}{3}$ proz. Lösung von übermangansaurem Kali für 20—30 Sekunden überführt.
3. Abspülen in Wasser.
4. Differenzieren der im übermangansauren Kali braungefärbten Schnitte in einer Lösung von

Oxalsäure	1,0
Kalium sulfurosum	1,0
Aq. dest.	200

5. Auswaschen in mehrfach gewechseltem Leitungswasser, dem man etwas Slamiak zusetzen kann.
6. Alkohol, Karbol-Xylol, Balsam.

Die Differenzierung ist in der Regel innerhalb weniger Minuten, manchmal schon in einer halben Minute beendigt. Häufig bleiben dabei braune Flecke an den Schnitten haften, die man jedoch beseitigen kann, indem man die noch nicht vollkommen ausdifferenzierten Schnitte durch Wasser in das übermangansaure Kali für $\frac{1}{2}$ Minute zurückbringt und dann die Differenzierung (nach nochmaligem Durchziehen durch Wasser) von neuem vornimmt. Die Palsche Methode ergibt durch die völlige Entfärbung des Untergrundes recht elegante Bilder; sie ist jedoch entbehrlich, da bei der neuen Weigertschen Hämatoxylin-Eisenlackfärbung in der Regel der Untergrund auch fast völlig hell wird, und da bei letzterer Methode die feineren Fasern zumal in der Hirnrinde viel sicherer gefärbt werden als bei dem Palschen Verfahren. Bei der etwas rücksichtslosen Differenzierung nach Lustgarten-Pal verlieren viele feinere Markfasern die bereits angenommene Farbe wieder. [Viel sicherer ist die Palsche Differenzierung in der Form, wie sie Wolters an dem nach Kulschitzky gefärbten Präparat vornimmt (s. u.).]

III. Die Kulschitzkysche Modifikation der Weigertschen Markscheidenfärbung.

1. Färben der Schnitte 12—24 Stunden lang in essigsaurem Hämatoxylin:

10 proz. alkoholische Hämatoxylinlösung (alt!) .	10,0
Konzentrierte Essigsäure (Eisessig)	1—2,0
Aqua destill.	ad 100,0

2. Direktes Übertragen in die Differenzierungsflüssigkeit:

gesättigtes Lithionwasser	100,0
1 proz. Lösung von rotem Blutlaugensalz . . .	10,0

3. Gründliches Auswaschen in Leitungswasser.
4. Alkohol, Xylol, Balsam.

Die Differenzierung geht hier sehr langsam vor sich, so daß man gerade bei der Rinde eine sorgsame Entfärbung vornehmen kann und nicht Gefahr läuft, zu stark zu differenzieren. In der Regel dauert die Differenzierung an Rindenpräparaten 3 bis 4 Stunden, nicht selten sogar länger, und an dicken Hirnstammpräparaten kann man die Entfärbung oft 10—12 Stunden fortsetzen. Die Differenzierungsflüssigkeit muß mehrfach gewechselt werden; sie wird bei dem direkten Übertragen durch die Verbindung des Hämatoxylins mit dem in der Entfärbungsflüssigkeit enthaltenen Lithion blauschwarz; in dieser so veränderten Differenzierungsflüssigkeit läßt man am besten die Schnitte etwa eine Stunde lang, sie erhalten dann einen besonders schönen tiefen Farbton. Danach überträgt man die Schnitte in neue Differenzierungsflüssigkeit, die man unter Umständen noch 1- bis 2 mal wechselt.

Diese Kulschitzkysche Modifikation gibt fast immer gute Bilder, auch wenn an dem gleichen Material die Originalmethode nicht zu befriedigenden Resultaten führte. Voraussetzung für das Gelingen der Methode ist eine gute Chromierung, am besten nach Formolfixierung, in der Schnellbeize (in welcher man übrigens auch eine ungenügende Chromierung des in Müllerscher Flüssigkeit fixierten Materials nachträglich verstärken kann). Außerdem muß die Hämatoxylinlösung (in absolutem Alkohol) alt sein; man muß von dieser alkoholischen Stammlösung immer eine mindestes ein halbes Jahr alte Lösung vorrätig halten.

Abgesehen davon, daß die Methode sehr sicher ist und vor allem auch die feineren Markfasern der Rinde gut zur Darstellung zu bringen pflegt, hat sie auch insofern besondere Vorzüge, als sie schon in Anbetracht der langsameren Differenzierung einfacher zu handhaben ist, und die Schnitte nicht so brüchig werden, da eine Kupferung nicht notwendig ist und das essigsaure Hämatoxylin die Schnitte nicht so sehr angreift. — Ich halte, wie gesagt, die Kulschitzkysche Modifikation für praktisch wichtiger als die Weigertsche Originalmethode.

IV. Die Woltersche Modifikation der Kulschitzkyschen Markscheidenfärbung

bezweckt — wie die Palsche Methode am Weigert-Präparat — eine Entfärbung des bei der Kulschitzkyschen Färbung gelb bleibenden Untergrundes. Das Prinzip der Differenzierung ist im wesentlichen das von Lustgarten-Pal: die in essigsaurem Hämatoxylin gefärbten Schnitte werden

1. unmittelbar aus der Farbe kommend in Müllersche Flüssigkeit getaucht und
2. in eine $\frac{1}{3}$ proz. Lösung von übermangansaurem Kali übertragen. Im übrigen ist das Verfahren der Differenzierung das gleiche wie bei Pal.

Auch hier kommt es häufig vor, daß die Schnitte nicht gleichmäßig entfärbt werden, sondern braune Flecke zurückbehalten, und es ist deshalb auch hier sehr wichtig wie bei dem Palschen Verfahren, die Differenzierungsprozedur mehrfach zu wiederholen, d. h. den Schnitt nach Durchziehen durch Wasser wieder in das übermangansaure Kali zurückzubringen und von neuem (nach Wasserpassage) zu differenzieren. Es ist ratsam, diese Prozedur in Glas- oder Porzellansieben vorzunehmen, da sonst bei der Übertragung mit Spatel oder Pinsel der Schnitt leicht lädiert und auch im undurchsichtigen übermangansauren Kali nicht rasch genug wieder aufgefunden wird.

Das Kulschitzkysche bzw. Kulschitzky-Woltersche Verfahren eignet sich wegen der eben aufgeführten Vorzüge ganz besonders auch für die **Markscheidenfärbung an großen Hemisphärenschnitten.** Für deren Herstellung ist folgendes zu beachten:

1. Man fixiere in Formol und übertrage die möglichst glatt und eben geschnittenen (Edingers Makrotom!) Stücke in Müllersche Flüssigkeit (ca. 10 Wochen, häufiges Wechseln!). Eine Beizung solcher großen Blöcke in der Schnellbeize ist deshalb häufig wenig anzuraten, weil solche Stücke leider nicht gut durchchromiert werden, da sie nicht unter 1—2 cm dick sein dürfen (sonst werfen sie sich), und da bei längerem Aufenthalt in der Schnellbeize das Material brüchig und damit für das Schneiden unbrauchbar wird. Allerdings erhält man auch bisweilen von dem in Schnellbeize fixierten Material doch gute und elegante Schnitte. Diese zeigen dann natürlich eine viel vollständigere Markscheiden-

färbung als die Schnitte von dem in Müller chromierten Material. Aber im allgemeinen kommt es ja bei den großen Hemisphärenschnitten nicht auf eine Darstellung des feinen Fasergehaltes der Rinde an, sondern mehr auf die Illustration topographischer Beziehungen von Herderkrankungen oder auf die Darstellung von Degenerationen im Marklager.

2. Das chromierte Material muß in 70 proz. Alkohol gut ausgewaschen werden, und vor allem ist nach der Entwässerung in 96- und 100 proz. Alkohol und Äther-Alkohol eine lange sorgfältige Durchtränkung in Celloidin notwendig. Man lasse die Stücke mindestens 6—8 Wochen in dünnem Celloidin in gut geschlossenen Gefäßen und übertrage sie dann erst auf ca. 8 Tage in dickes Celloidin. Man lasse dann das Celloidin unter einer Glasglocke langsam erstarren, schneide das Präparat mit der Celloidinumhüllung vom Boden des Gefäßes vorsichtig los, lasse die so gewonnene Celloidinscheibe noch 24 Stunden weiter erhärten und lege sie danach in 70 proz. Alkohol für 4—6 Tage. Erst dann wird dieser Celloidinblock auf die Hartgummischeibe des großen Mikrotoms mit Celloidin aufgeklebt, und nach weiteren 24 Stunden ist der Block schnittfertig.

3. Die mit Klosettpapier aufgefangenen Schnitte bleiben zwischen Klosettpapier übereinandergeschichtet liegen und werden mit 70 proz. Spiritus feucht gehalten. Auch die Färbung nimmt man an diesen so übereinandergeschichteten und durch Klosettpapierlagen voneinander getrennten Schnitten vor; und erst für die Differenzierung nimmt man einen Schnitt nach dem andern mit Hilfe des Klosettpapiers, auf dem er ruht, herunter und überträgt ihn in die Differenzierungsflüssigkeit.

4. Durch Überdifferenzieren kann man am Markscheiden-Präparate manche groben Faserzüge (Sehstrahlung, Fasciculus longit. inf. usw.) von dem stark entfärbten Grunde färberisch herausheben und sichtbar machen.

V. Die Markscheidenfärbung mit polychromem Methylenblau nach E. Fränkel.

1. Die in Formol gehärteten und in der Schnellbeize chromierten Stücke werden mehrere Tage lang in 70 proz. Alkohol ausgewaschen, bis der Alkohol klar bleibt.

2. Nachhärten in 96- und 100 proz. Alkohol, Äther-Alkohol, sorgfältige Celloidineinbettung.
3. Färbung der Schnitte in Grüblerschem polychromem Methylenblau 6—12 Stunden lang in großen, flachen Uhrschalen.
4. Abgießen der Farblösung (die nach Filtrieren wieder benutzt werden kann) und Abspülen der Schnitte mit destilliertem Wasser.
5. Übertragen der Schnitte mittels Spatels in eine konzentrierte wäßrige Tanninlösung, in der sie etwa 6 Stunden bleiben.
6. Abgießen der Tanninlösung und mehrmaliges Übergießen der Schnitte mit destilliertem Wasser, bis dieses klar bleibt.
7. Wiederholung der Färbung mit polychromem Methylenblau und der Entfärbung in konzentrierter Tanninlösung (gleiche Zeitdauer wie beim ersten Mal).
8. Gründliches Auswaschen in destilliertem Wasser.
9. Alkohol, Bergamottöl.
10. Übertragen der Schnitte aus dem Bergamottöl auf den Objektträger.
11. Übergießen mit Xylol zur Entfernung des Bergamottöls, Balsam.

Die Markscheiden heben sich hier tiefblau gefärbt von dem hellen Untergrunde ab. Außerdem kann man an solchen Präparaten auch Zellkerne und Bakterien erkennen.

Es empfiehlt sich, bei dieser Methode die Färbung und Entfärbung in großen flachen Uhrschalen vorzunehmen; man muß die Schnitte, die leicht brüchig werden, sorgfältig mittels Spatels übertragen. Es ist für das Gelingen der Methode notwendig, destilliertes Wasser zum Abspülen der Schnitte zu verwenden; auch sind die in der Schnellbeize chromierten Stücke in Spiritus sorgfältig auszuwaschen, man überträgt sie nicht eher aus dem 70 proz. in den 96 proz. Alkohol, ehe jener nicht klar bleibt.

VI. Die Markscheidenfärbung am Gefrierschnitt nach Verfasser.

1. Von den in Formol fixierten, mehrere Stunden gewässerten Gewebsblock werden 25—35 μ dicke Schnitte angefertigt.

2. Diese kommen für 6 Stunden in eine $2\frac{1}{2}$ proz. Lösung von schwefelsaurem Eisenammoniumoxyd.
3. Nach Abspülen in Wasser bringt man sie für 10 Minuten in 70 proz. Alkohol, danach
4. in eine alte Hämatoxylinlösung, (5 Teile einer 10 proz. alkoholischen Hämatoxylinlösung auf 100 Teile Aq. dest.), in welcher sie 12—24 Stunden bleiben.
5. Dann spült man in Wasser ab und differenziert in der Lösung von schwefelsaurem Eisenoxydammonium; Kontrolle der Entfärbung unter dem Mikroskop.
6. Auswaschen, Entwässern, Xylol, Balsam.

Zur Übertragung der Schnitte verwende man Glashäkchen.

Das Gelingen der Färbung hängt vorwiegend davon ab, daß die benutzte Hämatoxylinlösung alt und daß sie für die gleiche Methode (bzw. für die Heidenhainsche Kernfärbung) schon sehr oft benutzt ist. An dem Alter der Hämatoxylinlösung allein liegt der Erfolg der Färbung nicht; wir haben uns davon überzeugt, daß es gerade für die Darstellung der Rindenfasern vornehmlich darauf ankommt, daß die Hämatoxylinlösung zu der gleichen Prozedur schon oft verwendet worden ist. Diese Lösung filtriert man nach Gebrauch immer wieder zurück. Man benutze auch möglichst stets das gleiche Filter, das in dem Trichter der offenstehenden Flasche bleibt. Offenbar wächst die Färbekraft der Hämatoxylinlösung durch die Beimischung des den Schnitten von der Beizung her anhaftenden Eisenalauns.

Die Verbringung der Schnitte in 70 proz. Alkohol nach der Beizung wird zu dem Zweck vorgenommen, daß die dem Schnitt anhaftende „Fetthülle“ entfernt wird, und die Farbe später gleichmäßig den Schnitt durchdringen kann. Man nehme keinen konzentrierteren Alkohol als 70 proz., da sonst eine Lösung der gebeizten Markscheiden möglich ist. Manchmal ist das Schnittmaterial auffallend fettig, und es genügt dann ein Aufenthalt der Schnitte im Spiritus für 10 Minuten nicht völlig; an solchen Schnitten findet man nach der Färbung und Differenzierung hier und da helle und schmutzig blau gefärbte Flecke. Doch ist das im allgemeinen selten, und die Schnitte sind dann auch nicht verloren: man bringt sie einfach durch Wasser in Spiritus zurück, in welchem man sie von neuem für 10 Minuten oder etwas länger beläßt, und wiederholt die Färbung und Differenzierung.

Wenn die Färbekraft der Lösung noch nicht besonders groß ist, so empfiehlt es sich — wie wir das früher regelmäßig machten —, die Färbungs- und Differenzierungsprozedur ein- oder sogar zweimal zu wiederholen.

Die Differenzierung geht im allgemeinen besonders am Rückenmark und Hirnstamm sehr langsam vor sich. Man kann, ohne Gefahr der Entfärbung, die Schnitte mehrere Stunden in der Differenzierungsflüssigkeit lassen. Die Entfärbung der Rinde ist in der Regel nach einer halben Stunde, manchmal auch etwas früher beendigt. Hat man zu stark entfärbt, so wird der Schnitt in die Hämatoxylinlösung zurückgebracht und dann von neuem differenziert. Es empfiehlt sich, den Akt der Differenzierung durch Übertragen des Schnittes in Leitungswasser ein- oder zweimal zu unterbrechen: erstens, um die Entfärbung unter dem Mikroskop gut kontrollieren zu können, und zweitens, weil die Schnitte durch diesen Zwischenaufenthalt im Wasser einen schöneren Grundton bekommen.

Die gelungenen Präparate sehen denen der Kulschitzky-Wolttersschen Methode ähnlich: der Grund ist gelblich oder grauweiß, die Fasern treten tiefschwarz gefärbt überall deutlich hervor. An den Wurzeln und peripherischen Nerven lassen sich damit gewisse normale Struktureneigentümlichkeiten gut zur Darstellung bringen.

Natürlich teilen auch diese Markscheidenpräparate den Nachteil aller Gefrierschnitte: daß sie nicht ganz so elegant sind wie die eingebetteten Präparate, die man eben viel leichter völlig unlädiert bis auf den Objektträger bringt. So sind die Querschnitte vom Rückenmarke nicht immer so absolut gleichmäßig, wie beim eingebetteten Material. Der Vorteil der Markscheidenmethode am Gefrierschnitt liegt darin:

1. daß man schon nach wenigen Tagen (4 Tagen) ein Markscheidenpräparat erhält (3 tägige Formolfixierung nötig),
2. daß die Darstellung besonders der feineren Rindenfasern eine außerordentlich vollständige und sichere ist, und
3. daß man an den Gefrierschnitten noch andere Elektivfärbungen zur histopathologischen Vergleichung (Fibrillen-, Glia- u. a. Färbung) ausführen kann.

Die Marchische Chrom-Osmium-Methode

zur Darstellung der in **frischer Degeneration** befindlichen Markfasern.

1. Möglichst dünne Scheiben werden mindestens 8 Tage lang in Müllerscher Flüssigkeit fixiert. Übertragen derselben in frisch bereiteter Mischung von

   Müllerscher Flüssigkeit . . . . 2 Teile,
   1 proz. Osmiumsäure . . . . 1 Teil.

   Hierin bleiben die Stücke 8—12 Tage; sie dürfen den Wänden des Gefäßes nicht anliegen, sondern müssen auf Glaswolle ruhen und alle 2 Tage umgelegt werden, damit das Osmium besser eindringt.
2. Zusatz von einigen Kubikzentimetern Osmiumlösung nach etwa 4 Tagen zum Ersatz des verbrauchten Osmiums.
3. 12—24 stündiges Auswaschen in fließendem Wasser.
4. Rasches Nachhärten in Alkohol innerhalb 12—24 Stunden oder besser in Aceton im Brutofen innerhalb 2—3 Stunden.
5. Rasches Einbetten in Celloidin innerhalb 18—24 Stunden.
6. Sofortiges Schneiden der Celloidinblöcke (dicke Schnitte).
7. Alkohol, Xylol, Balsam.

An Präparaten dieser Methode sind die frischen Zerfallsprodukte der Markscheiden intensiv schwarz gefärbt und heben sich als kompakte schwarze Kugeln und Schollen, die bei längs getroffenen Fasern kettenförmig aneinandergereiht sind, scharf von dem gelben Untergrunde ab. (Über Bedeutung und Anwendung dieser Methode vgl. Kapitel II, S. 15).

Wichtig für das Gelingen dieser Methode ist, daß das Material möglichst frisch konserviert wird, und daß Quetschungen und Zerrungen vermieden werden, da so lädiertes markhaltiges Gewebe eine Schwarzfärbung durch die spätere Osmiierung zu erfahren pflegt. Wie bereits erwähnt, erscheint uns die primäre Fixierung in Müllerscher Flüssigkeit wichtig für das tadellose Gelingen der Methode, da gerade an solchem Material, das vorher in Formol gelegen hat, leicht Niederschläge entstehen, welche den echten Marchi-Schollen ähnlich sehen können (Pseudo-Marchi-Reaktion). Material, das länger als 6 Wochen in Müllerscher Flüssigkeit gelegen hat, gibt keine guten Bilder mehr; die

Schnitte erscheinen dann in der Regel im ganzen leicht schmutzig, und nach vierteljährigem Aufenthalt in Müllerscher Flüssigkeit ist das Material für diese Methode so gut wie ganz unbrauchbar geworden. Das zur Marchifärbung bestimmte Material muß also rasch verarbeitet werden. — Sehr schmutzig werden die Präparate auch, wenn die in Celloidin eingeschlossenen Blöcke mehrere Tage in Alkohol verweilt haben. Vor allem aber ist solch langer Aufenthalt des bereits eingebetteten Materials in Spiritus deshalb verderblich, weil die osmiierten Substanzen darin ausgelaugt werden. Aus diesem Grunde ist es auch notwendig, das Härtungs- und Einbettungsverfahren so sehr als möglich abzukürzen und den Alkohol auch durch Aceton zu ersetzen. Bei Objekten, welche nur spärliche Degenerationsprodukte aufweisen, ist es empfehlenswert, das Material uneingebettet unter Alkohol zu schneiden, nachdem man es vorher mit Siegellack auf einen Holzklotz aufgeklebt hat.

Ein Nachteil der Methode ist, daß das Osmium sehr teuer ist und nicht tief in die Gewebe eindringt, so daß man nur ganz dünne Scheiben einlegen darf. Diese dürfen nicht dicker sein als etwa 3—4 mm. Versucht man es doch einmal mit dickeren Scheiben, so muß man sich vor der Herausnahme aus dem Osmium durch Anschneiden des Blockes davon überzeugen, ob das Osmium auch wirklich recht eingedrungen ist. Bei Material, das weich ist, und bei dem man, auch wenn es schon etwa 2 Wochen in Müller gelegen hat, doch beim Schneiden nur dicke Scheiben ohne Quetschung erhalten kann, ist es ratsam, zunächst diese dickeren Stücke im Chromosmiumgemisch einige Tage liegen zu lassen, worin sie härter und besser schnittfähig werden, und danach erst die Halbierung oder Dreiteilung dieser Stücke in dünne Scheiben vorzunehmen. — Zum Zerlegen des für die Marchi-Methode bestimmten Materials empfiehlt sich für den Hirnstamm und das Großhirn das von Edinger angegebene Makrotom.

Die Bilder der Marchischen Methode sind für den Anfänger nicht immer leicht zu beurteilen, da eben diese Methode bisweilen störende Kunstprodukte liefert (Pseudo-Marchi-Reaktion). Letztere lassen sich jedoch bei strengster Befolgung der eben gegebenen Vorschriften meist vermeiden. Am Querschnitt ist es oft schwierig zu beurteilen, ob schwarz gefärbte Kugeln und Tropfen echte Marchi-Produkte sind oder nicht; man muß in solchen Fällen mitunter Längsschnitte zu Rate ziehen, auf welchen man die in Degeneration befindlichen Markfasern an den in Kettenform aneinandergereihten schwarzen Schollen leicht erkennen kann.

Neuntes Kapitel.

Die Darstellung der Neuroglia.

Unsere Kenntnis von der Neuroglia beruht in erster Linie auf den Arbeiten von Carl Weigert, dem es gelang, die nichtnervöse ektodermale Stützsubstanz durch eine elektive Färbung zur Darstellung zu bringen; seine berühmt gewordene Methode ist eine Beizfärbung der Neuroglia. Die Einwirkung der Metallbeize (Kupferbeize) wird durch ein Reduktionsverfahren verstärkt und dadurch die elektive Darstellung der Neuroglia bei der Färbung und Differenzierung ermöglicht. Mittels der Weigertschen Neurogliamethode werden die Gliafasern distinkt zur Darstellung gebracht. Von den Gliazellen werden nur die Kerne sichtbar, das Protoplasma bleibt ganz oder doch fast ganz ungefärbt. Die Gliafasern scheinen an Weigert-Präparaten von der Zelle emanzipiert, die Kerne bilden bei den sog. Spinnenzellen nur eine Art Anlagerungszentrum für die Fasern. Diese wurden deshalb von Weigert als Interzellularsubstanz aufgefaßt. — Mit seiner Methode konnte Weigert zum ersten Male den außerordentlich wechselnden Reichtum und die ganz verschiedenartige Verteilung der gliösen Stützsubstanz im zentralen Nervensystem dartun. Außerdem aber zeigte er, daß diese fasrige Stützsubstanz an pathologisch-anatomischen Präparaten dort eine Vermehrung erfährt, wo funktiontragendes zentrales Gewebe zugrunde gegangen ist. In der Rindenpathologie hat besonders Alzheimer an Weigert-Präparaten diesen Satz Weigerts von der gliösen Ersatzwucherung an Stelle des Ausfalles funktiontragenden Gewebes beweisen können.

Leider besitzt diese Weigertsche Neurogliamethode den großen Nachteil, daß sie nicht absolut sicher ist und nicht überall vollständig gelingt, auch wenn lege artis bei der Ausübung der Methode verfahren wird. Ganz besonders sind es septische und tuberkulöse Erkrankungen, bei denen uns diese Methode so gut wie ganz im Stich läßt. Außerdem gelingt sie nur beim

Menschen; bei der tierischen Neuroglia versagt, wie Weigert selbst hervorgehoben hat, seine Methode, sie ist deshalb leider in der experimentellen Tierpathologie nicht recht anwendbar. [Immerhin habe ich bei Hunden (Schlafkrankheit, Erweichungen usw.) ab und zu recht brauchbare Bilder erhalten.] — Die verschiedenen Versuche, durch Modifikationen eine Verbesserung der Methode zu erreichen, haben leider nicht den rechten Erfolg gehabt. Im Vergleich zu den zahlreichen anderen sogen. „Elektivfärbungen" der Neuroglia ist heute immer noch die Weigertsche die bei weitem wertvollste und speziell für pathologisch-anatomische Zwecke brauchbarste.

Wie gesagt, bringt die Weigertsche Gliafärbung nur die fasrige Stützsubstanz zur Anschauung, über das Verhalten der protoplasmatischen Strukturen erfahren wir aus den Weigert-Präparaten nichts. Diese besitzen aber, was wir besonders aus den Untersuchungen von Nissl und Held wissen, eine große Bedeutung für den Aufbau des zentralen Gewebes, und sie spielen ganz besonders bei pathologischen Prozessen eine wichtige Rolle; denn die Neuroglia reagiert auf den Untergang funktiontragenden Gewebes keineswegs immer mit einer Faservermehrung, sondern es kommt häufig, wie z. B. in den sehr gliafaserarmen mittleren Schichten der Hirnrinde, lediglich zu einer Wucherung der Neurogliazellen und zur Vermehrung ihres protoplasmatischen Anteils. Nissl hat uns die große Bedeutung der progressiven und regressiven Veränderungen an den Neurogliazellen bei den verschiedensten zentralen Prozessen gelehrt. Am Zelläquivalentbilde, welches nach seiner Methode gewonnen wird (vgl. Ganglienzellfärbung) kann man sich über diese plasmatischen Strukturen orientieren.

Held hat dann mit eigenen noch nicht völlig ausgebauten Färbemethoden nachweisen können, daß die Neuroglia in ihrem plasmatischen Anteile in ungemein feinen und reichen Verzweigungen das zentrale Gewebe durchzieht und Fasern und Zellen einhüllt. Er konnte ein Gliareticulum darstellen, das gegen das mesodermale Gewebe der Pia und der Gefäße durch eine Grenzmembran (Membrana limitans superficialis und perivascularis) abgeschlossen erscheint, und er konnte nachweisen, daß die Gliazellen in ausgedehnten syncytialen Verbänden miteinander in Beziehung stehen. In das plasmatische Netzwerk eingebettet liegen die Neurogliafasern, welche nicht — wie das Weigertsche Bild vortäuscht — eine Interzellularsubstanz sind. Eine klare Darstellung dieses von Held gelehrten Baues der Neuroglia gibt die neue wertvolle Methode von Fieandt; und es scheint, daß wir von diesem auch am pathologischen Objekt anwendbaren Verfahren Aufschlüsse in der überaus wichtigen Frage nach den Veränderungen des Gliareticulums erwarten dürfen. Die marginale Glia (Membr. limitans) läßt sich nach einer von Held publizierten Methode darstellen.

Eine bedeutungsvolle Bereicherung unserer Kenntnis der Neuroglia haben neuerdings die Untersuchungen Alzheimers gebracht. Sie zeigen vor allem, daß der Neuroglia bei dem Zerfall und dem Abbau des nervösen Gewebes eine wesentliche Rolle zukommt, daß gliöse Gebilde sich an der Auflösung und dem Transport des zerfallenen nervösen Gewebes beteiligen. Mittels der von ihm angegebenen, praktisch ungemein wichtigen Methoden gelingt es, einen Einblick zu bekommen in die Rolle, welche besonders gewisse amöboide Elemente der Neuroglia bei den akuten und chronischen zentralen Krankheitsprozessen spielen.

Die Färbung der fasrigen Neuroglia nach Weigert.

1. Fixierung in 10 proz. Formol mit nachträglicher Beizung in der Gliabeize (s. S. 31) oder direkte Fixierung und Beizung in der mit Formol vermischten Gliabeize (dünne Scheiben $^1/_4$—$^1/_2$ cm hoch).
2. Kurzes Abspülen mit Wasser, Alkohol, Celloidin (oder Paraffin s. u.).
3. Reduktion. Man bringt die Schnitte zunächst für etwa zehn Minuten in eine $^1/_3$ proz. Lösung von Kalium hypermanganicum, spült sie nach Abgießen dieser Lösung kurz mit Wasser zweimal ab und bringt die Schnitte für 2—4 Stunden in die filtrierte Reduktionsflüssigkeit von

Chromogen (Höchster Farbwerke) . .	10,0	g
Ameisensäure (spez. Gew. 1,20!) . .	10,0	ccm
Wasser	200,0	,,

Zu je 90 ccm dieser Flüssigkeit werden vor dem Gebrauch 10 ccm einer 10 proz. Lösung von Natrium sulfuros. (einfachschwefligsaures Natron) zugesetzt (1—2 Stunden).

In dieser Flüssigkeit werden die durch das übermangansaure Kali gebräunten Schnitte innerhalb weniger Minuten entfärbt.

4. Zweimaliges Abspülen in Wasser.
5. Färbung kurze Zeit auf dem Objektträger in einer heiß gesättigten alkoholischen (70—80 proz.) Lösung von Methylviolett, welche beim Erkalten vom Bodensatz abgegossen worden ist (oder statt dessen Färbung in Karbolmethylviolettlösung, s. u.). Auf je 100 ccm dieser heißgesättigten alkoholischen Methylviolettlösung setzt man 5 ccm einer wässerigen 5 proz. Oxalsäurelösung zu.
6. Übergießen des Schnittes auf dem Objektträger mit Jodjodkaliumlösung, welche eine gesättigte (!) Lösung von Jod in 5 proz. Jodkaliumlösung sein muß.
7. Entfärben in einem Gemisch von Anilinöl und Xylol zu gleichen Teilen.
8. Sorgfältiges Entfernen des Anilinöl-Xylols durch mehrfaches Übergießen mit Xylol.
9. Kanadabalsam.

Bei dieser Methode färben sich die Neurogliafasern scharf blau, das Bindegewebe bleibt farblos; gefärbt sind außerdem die Zellkerne, das Protoplasma nicht. Einen noch etwas intensiveren Farbton erreicht man oft durch die Zwischenschaltung der sog. Kontrastfärbung, bei welcher allerdings das Bindegewebe etwas mitgefärbt wird. Man bringt die Schnitte nach Abgießen der Reduktionsflüssigkeit und Abspülen mit Wasser vor der Färbung in eine einfache 5 proz. wässerige, sorgfältig filtrierte Chromogenlösung für etwa 12 Stunden. Dadurch werden die Neurogliafasern noch etwas dunkler gefärbt, und der Untergrund erscheint nicht völlig farblos, sondern (besonders die Ganglienzellen und gröberen Achsenzylinder) in gelblichem Ton. — Es ist empfehlenswert, die Präparate einige Tage dem Tageslicht auszusetzen, da sie dadurch auffallenderweise haltbarer werden, und auch die Färbung der Fasern noch etwas klarer hervortritt.

Die Präparate sind jahrelang haltbar, vorausgesetzt, daß man den Schnitt gut vom Anilinöl befreit hat; sonst geht die Färbung schon nach kurzer Zeit verloren. Schädlich ist der Einfluß des Leuchtgases. Präparate, die in Laboratorien aufbewahrt werden, in denen häufig Leuchtgas ausströmt, blassen sehr bald ab (Homburger). Man kann aber solche Präparate von neuem färben; dazu muß man manchmal das Oxydations- und Reduktionsverfahren noch einmal wiederholen, häufiger aber genügt die bloße Färbung mit Methylviolett und nachträgliche Differenzierung des vom Kanadabalsam (durch Xylol) befreiten Schnittes. — Weigert legte Wert darauf, daß die Schnitte in Celloidin eingebettet werden, weil bei dem Paraffinverfahren leicht künstliche Schrumpfungen bewirkt werden. Wenn man jedoch sehr sorgfältig in Paraffin einbettet (kurzer Aufenthalt (½ Stunde) in Xylol und Xylol-Paraffin, Paraffin vom niederen Schmelzpunkt), so kann man wohl solche Kunstprodukte größtenteils vermeiden. Ich ziehe im allgemeinen die Paraffinmethode vor, da die Differenzierung an dem aufgeklebten entparaffinierten Schnitte gleichmäßiger ist als an dem in Celloidin eingebetteten Präparat, selbst wenn man dieses auf den Objektträger aufgeklebt und entcelloidiniert hat. (Dieses Entcelloidinieren bewerkstelligt man in der Weise, daß man den auf den Objektträger gebrachten Schnitt durch Verdunstenlassen des Alkohols ankleben läßt und ihn danach mittels Methylalkohols vom Celloidin befreit.) Auch Gefrierschnitte, die man vor der Färbung auf den Objektträger bringt und mit einer Spur von Eiweißglyzerin anklebt, geben oft gute Bilder.

Wichtig für das Gelingen der Methode ist, daß man möglichst dünne Stücke von möglichst lebenswarmem Material fixiert; das Durchdringen der Fixierungsflüssigkeit muß innerhalb 12—20 Stunden post mortem beendet sein (frühzeitige Sektion!). Die Schnitte dürfen nach der Reduktion nicht zu lange in Wasser bleiben, sondern müssen möglichst sofort gefärbt werden. Ameisensäure und Jodlösung sind genau nach der Vorschrift zu verwenden. Auch das Fließpapier (Flinsch-Frankfurt, Filtrierpapier 1116) ist von Wichtigkeit. Die Celloidin- oder Paraffinblöcke müssen möglichst bald geschnitten werden.

Wie bereits erwähnt, hat die Weigertsche Methode, so klare Bilder sie am gelungenen Präparat von der faserigen Neuroglia gibt, den Nachteil, daß sie keineswegs immer gelingt, und es machen sich dabei auch bemerkenswerte Unterschiede geltend zwischen einer relativ guten Färbung der Glia im Rückenmark und Hirnstamm und einer wesentlich schlechteren im Großhirn. In nicht seltenen Fällen, besonders wo schwere fieberhafte Krankheiten (Infektionen, Tuberkulose) den Exitus herbeigeführt haben, gelingt die Färbung absolut nicht. Die verschiedensten Modifikationen, welche diese Weigertsche Originalmethode verbessern sollten, ändern daran nicht das geringste.

Wir selbst haben uns auch bemüht, die Methode nach dieser oder jener Richtung auszubauen und sie für histopathologische Zwecke brauchbarer zu machen. Mit negativem Resultat. Wir müssen nachdrücklich betonen, daß man die besten Resultate mit der Neurogliafaserfärbung erhält, wenn man sich strikte an die Vorschriften Weigerts hält. Nur bezüglich der Zusammensetzung der Farblösung glauben wir dazu raten zu dürfen, statt der gesättigten alkoholischen Methylviolettlösung eine Karbol-Methylviolett-Lösung zu benutzen, die uns bei vergleichenden Untersuchungen die wesentlich besseren Resultate ergeben hat. Diese Lösung ist folgendermaßen zusammengesetzt:

gesättigte alkoholische (96 proz.) Metyhlviolettlösung	5,0
Alkohol absolut.	10,0
5 proz. Karbolwasser	ad 100,0

In dieser Lösung (umschütteln!) werden die aufgeklebten, reduzierten und in Wasser abgespülten Schnitte ca. eine halbe Stunde im Brutofen gefärbt. Man verwendet am besten für den Objektträger passende, mit Korken verschließbare Glasbüchsen, die man mit der Farblösung füllt; letztere ist mehrere Wochen lang immer wieder benutzbar. (Vor dem Differenzieren spült man in Wasser ab.) Ich benutze jedesmal 2 Methylviolettlösungen, eine von Methyl 5 B an erster und eine von Methyl B an zweiter Stelle. In ersterer färbe ich etwa 20, in letzterer 10 Minuten. Die letztere hat eine rote Nuance im Violett. Durch sie erhält man eine leichte, doch oft deutliche Anfärbung des Gliaprotoplasmas an den großen Spinnenzellen und ihren Fortsätzen. Außerdem beseitigt diese zweite Lösung ziemlich regelmäßig die sonst sehr leicht zurückbleibenden Jodkristalle. Nach 4—5 Wochen verliert diese Karbolmethylviolettlösung an Färbekraft.

Die oft zu rasch vor sich gehende Differenzierung kann man dadurch verlangsamen, daß man das Anilinöl-Xylol vom Objektträger abgießt und diesen in eine große Schale mit Xylol taucht; nach einigen Sekunden entfärbt man den mit Fließpapier abgetrockneten Schnitt von neuem in Anilinöl-Xylol, und man kann die Differenzierung, die dann langsamer abläuft, auch nochmals in dieser Weise unterbrechen. So ist auch eine Kontrolle der Entfärbung an dem mit Xylol befeuchteten Präparate unter dem Mikroskop möglich. Ich finde, daß durch die Xylolpassage während der Differenzierung das Haften der Farbe an den Fasern begünstigt wird. Zum Auswaschen des Anilinöls tue ich den Objektträger für je 5 Minuten in 2 große mit Xylol gefüllte Gläser, die zu dem gleichen Zwecke öfters benutzt werden können.

Im allgemeinen ist die Weigertsche Neurogliafärbung nur auf die menschliche Neuroglia mit Erfolg anwendbar. Doch habe ich bei stärkeren Gliawucherungen z. B. am Hunde- und Affenrückenmark und -gehirn (experimentelle Schlafkrankheit) mit der Weigertschen Färbung und unter Anwendung der Karbolmethylviolettlösung recht gute Bilder bekommen; es hat sich dabei herausgestellt, daß eine nachträgliche Beizung des Schnittes mit $2\frac{1}{2}$ proz. Eisenammoniumoxyd das Gelingen der Färbung begünstigt. Manchmal gelingt die Gliafärbung am alkoholfixierten Präparat und bei Anwendung der gewöhnlichen Fibrinmethode besser, als wenn man lege artis beizt und reduziert (Beneke). Ich färbe den vom uneingebetteten Alkoholblock gewonnenen Schnitt, nachdem ich ihn auf dem Objektträger (eventuell unter Zuhilfenahme von etwas Eiweißglyzerin) aufgeklebt bzw. einfach angetrocknet habe, in der Karbolmethylviolettlösung und jodiere und differenziere dann entsprechend der Originalmethode; auch an dem in Paraffin eingebetteten alkoholfixierten Block kann man einen Versuch mit dieser einfachen Färbung vornehmen.

Die verschiedenen Methoden, wie die von Yamagiva, Anglade, Kulschitzky angegebenen, brauchen hier nicht im einzelnen beschrieben zu werden, da sie der Weigertschen Methode durchaus nachstehen.

Bei Besprechung der Übersichtsbilder haben wir darauf hingewiesen, daß man an den nach Mallory gefärbten Präparaten eine Gliafaserfärbung erhalten kann; sie eignet sich besonders für die Darstellung der groben Faserwucherungen z. B. in Gliomen. Auch mittels der van Giesonschen Methode kann man sich grobe Gliawucherungen zur Darstellung bringen.

Neurogliafärbung nach Benda.

1. Einlegen des frischen Materials in 90—93 proz. Alkohol (für mindestens 2 Tage bis beliebig lange).

2. Die Stücke kommen (höchstens 5 mm dicke Scheiben) in verdünnte, offizinelle Salpetersäure (1 Teil Acid. nitr. auf 10 Teile Wasser) auf 24 Stunden.
3. 24 Stunden in eine Lösung von Kalium bichromicum 2: 100.
4. 48 Stunden in eine Lösung von Acidum chromicum 1: 100.
5. Wässern 24 Stunden in mehrmals erneuertem Wasser. Härten in steigendem Alkohol. Durchtränkung in Paraffin, bei welcher längere stärkere Erwärmung vermieden werden muß.
6. Beizen der Schnitte 24 Stunden in 4 proz. Eisenalaunlösung oder verdünntem Liquor ferri sulfur oxydati 1:2 Vol. Aq. dest.
7. Spülen in fließendem Wasser.
8. 2 Stunden in dünner, bernsteingelber, wässeriger Lösung von sulfalizarinsaurem Natrium (Kahlbaum) (von Grübler zu beziehen).
9. Eintauchen in Wasser und Abtupfen mit Fließpapier.
10. Färbung in 0,1 proz. wässeriger Lösung von Toluidinblau, Erwärmen, bis Dämpfe aufsteigen, dann 15 Minuten in der erkalteten Flüssigkeit; oder 1—24 Stunden in kalter Toluidinblaulösung.
11. Eintauchen in 1 proz. Essigsäure oder stark verdünnte Pikrinsäure.
12. Abtrocknen mit Fließpapier, Eintauchen in Alkohol absolutus.
13. Differenzieren in Buchenholzkreosot ca. 10 Minuten unter Kontrolle des Mikroskops. (Bei schwacher Vergrößerung muß alles Bindegewebe und die Achsenzylinder rot, die Zellkerne blau erscheinen. Größere Gliaanhäufungen, wie die um den Zentralkanal, müssen sich schon makroskopisch scharf blau gegen die blaßviolette Umgebung abheben.)
14. Abtrocknen mit Fließpapier, mehrmaliges Abspülen mit Xylol, Balsam.

An gelungenen Präparaten ist alles Gewebe in verschiedener Intensität braunrot, nur die Gliafasern dunkelblau; daneben bleiben auch die Kerne und die Fibrinfasern blau gefärbt.

Die Neurogliafärbung nach Merzbacher.

1. Fixierung in 10 proz. Formol.
2. Herstellung von Gefrierschnitten (diese liefern bessere Resultate als das in Celloidin oder Paraffin eingebettete Material).
3. Behandlung der Schnitte bis zu 5 Minuten in einem Laugenbad:

Alkohol absolut..		70,0
10 proz. Natronlauge		20,0
Aq. dest. (bis die Mischung klar ist)	etwa	10,0

4. Kurzes Wasserbad zur Entfernung der überschüssigen Natronlauge.
5. Färbung in einer wässerigen konzentrierten Lösung von Viktoriablau (24 Stunden).
6. Differenzierung des in Wasser abgespülten und dann auf dem Objektträger aufgefangenen und angedrückten, indem man für eine halbe

Minute etwas Jodjodkalilösung aufgießt, trocknet und mit Anilinxylol (1:1) differenziert.

7. Der abgetrocknete Schnitt wird zur Entfernung des Anilinöls mit Xylol gut ausgewaschen; Einschluß in Kanadabalsam.

Die Darstellung der Gliaelemente gelingt nicht immer, die Schnitte sind von nur geringer Haltbarkeit, sie blassen sehr rasch ab. Nach Merzbachers Angaben heben sich an seinen Präparaten „die verschiedensten gliösen Bestandteile" hell- bis dunkelblau von dem hellen Grunde scharf ab, daneben färben sich alle Kerne und in diffuser Art die Protoplasmaleiber der Ganglienzellen. Das Bindegewebe färbt sich in metachromatischer Weise in blaurötlichem Ton.

Einen speziellen Wert seiner Methode sieht Merzbacher darin, daß auch das Gliazellprotoplasma an seinen Präparaten dargestellt wird. Bei einer besonderen Modifikation soll es noch schärfer hervortreten, nämlich, wenn man zu der vorgeschriebenen wässerigen gesättigten Viktoriablaulösung 20 Tropfen einer gesättigten alkoholischen Fuchsinlösung hinzufügt und in dieser Mischung die Schnitte etwa über Nacht färbt. Dann träten das Protoplasma der Zellen blauviolett, die Zellkerne bläulich und die Fasern tiefblau hervor.

Von stärkeren Gliawucherungen gibt diese Merzbachersche Färbung allerdings hübsche Bilder. Die Methode ist einfacher und bequemer als das Weigertsche Originalverfahren, welches jedoch weit klarere und vollständigere Bilder von der Gliafaserung gibt, und welches der Merzbacherschen Methode in der viel schwierigeren Darstellung einer feinen Gliavermehrung und der normalen Gliafasern überlegen ist. Wo die Weigertsche Gliamethode versagt, gelingt leider auch mit dieser Methode eine Gliafärbung nicht, und die Weigertsche Gliafärbung übertrifft sie an Sicherheit des Gelingens durchaus, sofern man sich genau an die Weigertschen Vorschriften hält, was freilich viele (die eben deshalb Mißerfolge haben) nicht tun.

Bei den großen Gliazellen und ihren breiten plasmatischen Fortsätzen bekommt man bei Merzbachers Methode gewiß eine Mitfärbung des Protoplasmas; aber, wie erwähnt, kann man sich dies auch nach dem Weigertschen Originalverfahren durch eine kleine Abänderung der Technik zur Darstellung bringen. Von einer wirklichen Darstellung des weit ausgedehnten Gliaplasmas, auf die es histopathologisch so sehr ankäme, kann leider bei der Merzbacherschen Methode nicht die Rede sein.

Die Darstellung der Neurogliazellen nach Nissl.

Die Beschreibung der Nisslschen Methode (Seifen-Methylenblaufärbung) ist auf S. 57 gegeben. Bedingung für das Gelingen der Gliadarstellung ist strenge Befolgung der Nisslschen Vorschriften; doch gibt auch die Toluidinblaufärbung mit nachträglicher Alkohol-Differenzierung an dem vom uneingebetteten Alkohol-Block gewonnenen Schnitte sehr gute Bilder.

Die Kerne sind, wie alle anderen Gewebskerne, in ihren chromatischen Bestandteilen intensiv blau gefärbt, das Plasma wird nur durch einen Hauch der blauen Farbe sichtbar. Man muß sich erst auf die Erkennung dieser blauen Zelleiber und ihrer feinen ausgefransten Fortsätze einüben. Am pathologischen Präparate gelingt das leichter wegen der Vergrößerung des Leibes progressiv veränderter Gliazellen, die auch eine viel sattere Färbung zu erfahren pflegen und breitere Fortsätze haben. Die regressiv veränderten Gliazellen fallen besonders durch die intensivere Färbung des (pyknotischen) Kernes und der scharfen spangenartigen Fortsätze auf. Das an solchen Präparaten deutlich erkennbare Pigment und gewisse Zelleinschlüsse können auch mit speziellen Methoden anschaulich gemacht werden, z. B. mit Alzheimers Methoden, mit der Fettfärbung, der Heidenhainschen Eisenhämatoxylinfärbung. Letztere bringt auch die Mitosen der Gliazellen gut zur Darstellung.

Die Färbung mit Nigrosin oder Anilinblueblack nach Bevan-Lewis.

1. Härten in Müllerscher Flüssigkeit (oder gewöhnlicher Kaliumbichromatlösung), bis die Stücke schnittfähig sind.
2. Trocknen der Unterfläche des Stückes mit dem erhitzten Spatel, Aufkleben auf ein Holzklötzchen mittels Siegellacks.
3. Schneiden unter Seifenwasser.
4. Färben in konzentrierter wässeriger Lösung von Anilinblueblack oder Nigrosin (englisches Präparat).
5. Auswaschen; Differenzieren und Entwässern in Alkohol.
6. Origanumöl, Balsam.

Die protoplasmatische Glia färbt sich blaugrau, bisweilen sind auch die Fasern gefärbt. Aber die Methode gibt meist nur unsichere und unvollständige Färbungen, zumal auch die Farbstoffe nicht immer zuverlässig sind. Manchmal bekommt man allerdings recht hübsche Bilder, selbst von retikulären gliösen Strukturen.

Übrigens kann man in Fällen, in welchen die Nigrosin- und Anilinblueblackfärbung versagt, an dem in Bichromat gehärteten und uneingebettet geschnittenen Material mit Ammoniak-Karmin (Vermeidung von Alkohol vor der Färbung!) eine Darstellung der Gliazellen erhalten (v. Monakow).

G. Oppenheims Verfahren zur Darstellung retikulärer Gliastrukturen.

1. Formolgefrierschnitte kommen für ca. 1 Stunde in eine Metallbeize (am besten in die Weigertsche Kupferbeize).
2. Danach direkt in das Weigertsche Eisenhämatoxylin (S. 51).
3. Nach kurzer Färbung Abspülen in Wasser.
4. Entwässern, Aufhellen, Balsam.

Vor der Färbung dürfen die Schnitte nicht mit Alkohol in Berührung kommen, denn die Strukturen, welche die Oppenheimsche Farbreaktion geben, verlieren diese im Alkohol (vor der Färbung).

Wennschon es sich auch hier nicht um eine elektive und für die graue Substanz genügende Methode handelt, stellt dieses einfache Verfahren doch unter pathologischen Verhältnissen eine das Gliareticulum der weißen Substanz leicht veranschaulichende Reaktion dar. Bei Systemerkrankungen z. B. und bei der multiplen Sklerose (G. Oppenheim) erhält man instruktive Bilder von dem retikulären und syncytialen Bau der zelligen Glia, die durch ihren grauen Farbton erkennbar wird.

Die Darstellung der plasmatischen (retikulären) und fasrigen Glia nach Fieandt.

1. Fixierung kleiner Stücke (2 mm dick, 1 cm breit) des noch lebenswarmen Organs für 24 Stunden in Sublimattrichloressigsäuremischung (Heidenhain):

Sublimat	70,0
Natr. chlorat.	6,0
Aq. destill.	1000,0
Acid. trichloracet. cryst. . .	20,0
Acid. acet. glacial.	10,0

2. Nachbehandlung der mit Fließpapier abgetupften Stücke direkt in 96 proz. Alkohol: während der ersten 12 Stunden muß der Alkohol 2 stündlich gewechselt werden, später zweimal täglich. Nach 5—7 Tagen kommen die Stücke

3. in absoluten Alkohol für 2—3 Tage.

4. Einbettung in Paraffin (52^0 Schmelzpunkt) nach der Pranterschen Methode mit Zedernöl und Ligroin als Übergangsmedien:

a) Die aus dem Alkohol absolut. kommenden Stücke werden für 24 Stunden in mit dünnflüssigem Zedernöl unterschichteten Alkohol übergeführt, danach

b) in reines Zedernöl (24 Stunden),

c) in Ligroin (24 Stunden),

d) in eine gesättigte Ligroin-Paraffinlösung (Paraffin 52° Schmelzpunkt); in dieser Mischung bleiben sie bis zur Verdunstung des Ligroins im Brutofen einige Tage stehen.

e) Einbettung in Paraffin (52° Schmelzpunkt), wobei sie höchstens 12 Stunden einer Temperatur von 56° C ausgesetzt werden dürfen.

5. Schneiden (5 μ), Aufkleben nach der japanischen Methode.

6. Entparaffinieren; absoluter, 96 proz. Alkohol; danach

7. Jodbehandlung der Schnitte 1 Stunde in:

Jod cryst.	1,0
Alkohol 96 proz.	10,0

8. Entfernen des Jods in 96 proz. Alkohol und danach in ¼ proz. Natriumthiosulfatlösung, bis die Schnitte völlig weiß geworden sind.

9. Abwaschen in 2—3 mal gewechseltem destillierten Wasser und vorsichtiges Abtupfen mit Fließpapier.

10. Färben 12—24 Stunden lang in

Phosphorwolframsäurehämatoxylinlösung:

Haematoxylin. cryst.	0,5
Aq. dest.	400,0
Wässerige Lösung von Phosphorwolframsäure 10 proz.	100,0
Wasserstoffsuperoxyd (Merck)	1,0

11. Abtrocknen mit Fließpapier und Differenzieren in einer frisch bereiteten Lösung von

Ferri sesquichlorat. sicc. pur.	5,0
Alkohol absolut.	50,0

Die Differenzierung dauert eine bis mehrere Stunden; Kontrolle unter dem Mikroskop.

12. Abtropfenlassen der Differenzierungsflüssigkeit, Abtupfen mit Fließpapier.

13. Zweimaliges kurzes Abwaschen in destilliertem Wasser, wobei die Schnitte eine hellblaue Farbe annehmen.

14. Danach für 24 Stunden in einmal zu wechselndem absolutem Alkohol.

15. Origanumöl, Xylol, Balsam.

An den Fieandtschen Präparaten erscheinen Neurogliafasern und Kernchromatin (bei elektrischem Glühlicht) tief blau; Gliaprotoplasma hellblau bis graublau; gewisse körnige Gebilde im Gliareticulum der grauen Substanz („Gliosomen“) blau. Achsenzylinder und kollogene Bindegewebe sind graugelb, Elastin gelblichbraun, rote Blutkörperchen schmutzig gelbgrau, Nukleolen gelb bis gelbbraun.

Der Wert dieser Methode liegt darin, daß sie mit ziemlicher Sicherheit vor allem das Gliareticulum zur Darstellung bringt; sie zeigt die Beziehungen der Gliafasern zu dem weitverbreiteten syncytialen Gliaprotoplasma, ferner die gliösen Grenzmembranen gegen die Pia und die Gefäße; und auch in dem Grau der Rinde läßt sich damit ein aus feinen fadenförmigen Plasmabalken zu sammengesetztes Netzwerk darstellen. An den klaren Präparaten, welche dieses Verfahren (bei einiger Übung) ergibt, erhält man eine überzeugende Illustration zu der Heldschen Lehre vom Baue der Neuroglia.

Die Fieandtsche Gliamethode bedeutet wohl nicht nur für die normale, sondern auch für die pathologische Histologie des Nervensystems eine wertvolle Bereicherung der Technik. F. selber hat seine Methode mit gutem Erfolge sowohl bei experimenteller Gehirntuberkulose wie auch bei Veränderungen des menschlichen Gehirns (Paralyse) angewandt.

Wichtig für das Gelingen der Färbung ist noch folgendes. Die Fixierungsflüssigkeit muß in ziemlich großen Mengen verwandt werden; die Stücke müssen darin auf Watte liegen. Auch bei der Behandlung der Stücke in 96 proz. Alkohol müssen sie auf Watte ruhen, und der Alkohol muß überall freien Zutritt zu dem Gewebsblock haben (wenige Stücke in einem Gefäße!). Eine sorgfältige Alkoholbehandlung ist wichtig für das Gelingen der Färbung und für die Vermeidung von Kunstprodukten. Die Schnittdicke richtet sich nach dem Ziele der Untersuchung; für die Glia der weißen Substanz genügen 5 μ dicke Schnitte, für die dichten Gliastrukturen der grauen Rinde müssen sie dünner sein, dicker zur Verfolgung des Verlaufs einzelner Gliafasern. Sehr alte Farblösungen geben die besten Resultate; aber auch frische sind anwendbar, färben jedoch bedeutend schwächer. Bei der Differenzierung müssen die Objektträger mit den Schnitten nach unten gekehrt sein; Achsenzylinder und kollogene Bindegewebe werden entfärbt, sie müssen eine gelbgraue Nuance annehmen, was erst nach einer oder mehreren Stunden (Kontrolle unter dem Mikroskop) der Fall ist. Für die Haltbarkeit der Präparate scheint die sorgfältige Behandlung der Schnitte in Alkohol nach der Differenzierung von Wichtigkeit zu sein.

Die Molybdänhämatoxylinfärbung nach Held zur Darstellung der marginalen Glia.

1. Fixierung in einer folgendermaßen modifizierten Zenkerschen Flüssigkeit: in Müllerscher Flüssigkeit werden nur 3 Prozentteile Sublimat aufgelöst und dann unmittelbar vor dem Gebrauch 3 % Eisessig und ½ % Formalin zugefügt. Dieses Gemisch wird warm angewendet.

2. Celloidineinbettung.

3. Behandlung der Celloidinschnitte vor der Färbung mit Laugenalkohol (1 % NaOH in 80 proz. Alkohol) für 5 Minuten.

4. Auswaschen mit destilliertem Wasser.

5. Beizung einige Minuten lang in 5 proz. Eisenalaun (schwefelsaurem Eisenammoniumoxyd).

6. Abspülen mit destilliertem Wasser und Färben in einer wässerigen Lösung, folgender Molybdänhämatoxylintinktur:

Hämatoxylin	1.0
70 proz. Alkohol	100,0
Acid. molybdaenic. pur. als Bodensatz.	

Sobald die blaue Farbe in eine tief blauschwarze umgeschlagen ist, was bei öfterem und täglichem Umschütteln bald eintritt, ist die Tinktur gebrauchsfertig.

Die zur Färbung anzuwendende wäßrige Lösung dieser Tinktur stellt man sich in der Weise her, daß man, je nach der Färbungszeit und dem Wasserquantum, einige oder mehrere Tropfen der Hämatoxylintinktur dem destillierten Wasser zumischt, so daß eine eben durchsichtige Farbflüssigkeit entsteht. Färben 12—24 Stunden bei 50° C.

7. Differenzieren in der zur Beizung verwendeten Eisenalaunlösung.

8. Kontrastfärbung. Die in destilliertem Wasser gut ausgewaschenen Schnitte werden 15 Sekunden lang in dem van Giesonschen Pikrofuchsingemisch gefärbt und dann in 96 proz. Alkohol differenziert, bis keine Farbwolken mehr abgehen.

9. 96 proz. Alkohol, Karbol-Xylol und Xylol, Balsam.

Diese Methode von Held gibt sehr klare Bilder von der marginalen Glia, sowohl die piale wie die perivaskuläre Grenzhaut wird damit brillant zur Anschauung gebracht. Sie ist von Held nur für die Darstellung der gliösen Grenzmembranen angegeben; ab und zu werden auch andere gliöse Strukturen an solchen Präparaten erkennbar. Um die Membrana limitans perivascularis gut darstellen zu können, genügt die Blockfixierung häufig nicht. Held injiziert deshalb die Fixierungsflüssigkeit (warm) auf dem Gefäßwege in das Gehirn, nachdem er der Gefäßinjektion noch eine Durchspülung mit Ringerscher Lösung, der 1 $^0/_{00}$ Amylnitrit zugesetzt wird, vorausgeschickt hat.

Die Reifung der Molybdänhämatoxylintinktur ist nach 14 Tagen weit genug vorgeschritten, daß sie mit leidlichem Erfolge verwendet werden kann. Nach Helds Mitteilung geben alte Tinkturen die besten Resultate; nach 2 Jahren gießt man die Lösung vom Bodensatz ab; solche Tinkturen sind die geeignetsten.

Die Differenzierung geht sehr langsam vor sich und ist sicher, da das faserige kollagene Bindegewebe sich bald radikal und gleichmäßig entfärbt, während das Protoplasma der Zellen sowie die Fasern der Glia sich außerordentlich langsam entfärben; sie behalten einen grauen bzw. schwarzen Farbton; durch die Kontrastfärbung gewinnen die Präparate sehr, da sich dann das fuchsingefärbte Bindegewebe kontrastreich abhebt. An noch frischen Präparaten ist der Farbenkontrast besser als an alten. — Held betont, daß er die von ihm angegebene Konservierung noch nicht als eine definitive hinstellen will, da bei der ganzen Methode die Mitfärbung der Markscheidenreste einen Mangel derselben bedeute.

Alzheimers Methoden zur Darstellung der (amöboiden) Gliazellen und ihrer Granula und Einschlüsse.

A. Die Hämatoxylinfärbung am Gliabeize-Gefrierschnitt.

1. Fixierung in Gliabeize (+ Formol).
2. Mehrstündiges Auswaschen.
3. Schneiden auf dem Gefriermikrotom (10—12 μ dick).
4. Destilliertes Wasser (kurz).

5. 2 Minuten in Wasser, dem einige Tropfen Eisessig zugesetzt sind (etwa 1 Tropfen auf 10 ccm).
6. Direkt für 2 Minuten in eine stark verdünnte Lösung von Malloryschem Hämatoxylin:

10 proz. Phosphormolybdänsäure . . .	10	ccm
Hämatoxylin	1,75	g
Karbolsäure	5,0	g
Aqua destill.	200,0	ccm

7. Destilliertes Wasser (einige Minuten).
8. Steigender Alkohol, Xylol.

Das Auswaschen des Gewebsstückes, das geschnitten werden soll, muß gründlich geschehen (2 bis 12 Stunden lang), und der Block muß dünn sein, weil sonst die Anfertigung dünner Schnitte sehr erschwert ist, und auch das Messer von der Säure beschädigt wird. Die Farbe muß alt sein; erst nach 6—8 Wochen ist sie brauchbar, aber ältere Lösungen sind besser. Von einer farbkräftigen Lösung braucht man etwa 4—5 Tropfen auf ein großes Uhrschälchen Wasser; man fügt so viel Farbe zum Wasser hinzu, daß das Farbbad eben undurchsichtig wird. Die Farbe der Schnitte muß rötlichblau sein; die rotblaue Färbung erhält man sicherer durch die Vorbehandlung mit angesäuertem Wasser, sie geht verloren durch zu langes Liegen der gefärbten Schnitte in Wasser und Alkohol.

Diese Methode gibt eine brillante Darstellung des Plasmaleibes der amöboiden Gliazellen und gewisser Granula dieser Elemente. Auch Gliafasern treten daran, zumal am Rückenmarkweiß, mit ziemlicher Deutlichkeit zutage. In normalen Rindenpräparaten sieht man die zarten protoplasmatischen Verästelungen der Gliazellen. Der Inhalt der perivaskulären Räume wird gut dargestellt. Ganglienzellen, Achsenzylinder und Gefäße werden mitgefärbt.

Bilder dieser Methode orientieren rasch über den Zustand der Glia; sie ist besonders bei akuten Prozessen (epileptischen Staten, paralytischen Anfällen, Intoxikationen usw.) und zur Feststellung akuter Schübe bei chronischen Prozessen (Paralyse, Dementia praecox) von hervorragender Wichtigkeit. Aber sie bringt nicht nur die akuten, mehr passagerer Gliazellveränderungen (amöboide Formen) zur Darstellung, sondern sie zeigt mitunter auch gewisse Dauerformen pathologisch veränderter Gliazellen und Umformungen des Gliareticulums an (Huntingtonsche Chorea, Paralysis agitans usw.).

B. Die Methylblau-Eosin-Färbung am Gliabeize-Gefrierschnitt.

1. Fixierung wie bei A.
2. Dünne Gefrierschnitte (10 μ) kommen für 2—12 Stunden in eine gesättigte wäßrige Lösung von Phosphormolybdänsäure.
3. Kurzes Auswaschen in zwei Schalen mit destilliertem Wasser.
4. Färben eine Stunde lang in Mannscher Lösung:

1 proz. wäßrige Methylblaulösung . . .	35 ccm
1 proz. wäßrige Eosinlösung	35 „
Aq. destill.	100 „

5. Abspülen der Schnitte in destill. Wasser, bis sie keine Farbwolken mehr abgeben.
6. Überführen in 96 proz. Alkohol (1—2 Minuten oder noch etwas länger), bis der Schnitt einen hellblauen Farbton annimmt.
7. Absoluter Alkohol, Xylol, Balsam.

Diese Methode gibt prachtvolle Bilder, an denen besonders im Rückenmarkweiß die Beziehungen der Gliafasern zu den Zellen und deren plasmatischen Fortsätzen erkennbar sind; die Gliafasern sind tiefblau, die plasmatischen Züge blaßblau gefärbt, die Achsenzylinder erscheinen blau, die Markscheiden rot. Die feinen protoplasmatischen Verästelungen der normalen Gliazellen der Rinde sind nicht sichtbar. Auch diese Methode soll vorwiegend die amöboiden Gliazellen darstellen, die hier heller oder dunkler blau gefärbt sind; außerdem treten gewisse Granula dieser Elemente durch ihre intensiv blaue Färbung deutlich hervor (Methylblau-Granula). Vakuolen erscheinen rötlich. Degenerierende Achsenzylinder sind schwarzblau oder leuchtend rot gefärbt, Ganglienzellen dunkelblau, Bindegewebsfasern tiefblau, Blutkörperchen leuchtend rot. Das Mark färbt sich rot, wird aber bei längerer Differenzierung fast farblos. — Die Präparate sind monatelang haltbar, blassen aber in den roten Tönen allmählich ab.

C. Die Fuchsin-Lichtgrün-Färbung.

1. Fixierung des Materials 24 Stunden in 10 proz. Formollösung.
2. Von da direkt 8 Tage in Flemmingsche Flüssigkeit (s. S. 36)
3. 12—24 stündiges Auswaschen in fließendem Wasser.
4. Einbetten in Paraffin von 58° C.
5. Schnitte von 2—3 μ Dicke.
6. Aufkleben der Schnitte mit Wasser auf den Objektträger.
7. Entparaffinieren und bis 96 proz. Alkohol überführen.
8. 1 Stunde im Brutofen bei 58° C in gesättigter wäßriger Lösung von S.-Fuchsin.
9. Abwaschen zweimal mit Wasser, bis keine Farbe mehr abgeht.
10. Eintauchen unter Bewegung des Objektträgers in eine Mischung von gesättigter alkoholischer Pikrinsäurelösung 30,0 und Aqua destill. 50,0 (10—20 Sekunden).
11. Sorgfältiges Abwaschen zweimal in Wasser.
12. Einlegen in eine gesättigte wäßrige Lichtgrünlösung 20 bis 50 Minuten.
13. Schnelles Abspülen in Wasser, rasches Überführen durch 96 proz., 100 proz. Alkohol in Xylol und Balsam.

Diese Methode gibt an wesentlich dünneren Schnitten, als sie das Gefrier-Verfahren liefert, eine Ergänzung zu den Bildern der Methylblau-Eosin- und der Hämatoxylin-Färbung am Gliabeize-Gefrierschnitt. Sie soll besonders die Beziehungen der Gliazellen zu den Gefäßen, welche am Gefrierschnitt oft ausfallen, an möglichst dünnen Präparaten anschaulich machen. Die Zellleiber der amöboiden Gliazellen sind grünlich gefärbt, gewisse Granula ihres Zelleibes (fuchsinophile Granula) leuchtend rot, die lipoiden Cystchen zartbraun. Sonst treten im Gewebe, das in seinen plasmatischen Teilen grün gefärbt ist, noch zahlreiche andere rote Körnchen zutage; die Gliafasern und die roten Blutkörperchen sind rot, die Markscheiden ungefärbt. Sehr hübsch färben sich auch die Elemente der Gewäßwand, besonders die Bindegewebsfasern der Adventitia und gewisse Stoffe im perivaskulären Raume.

Für die Erlangung scharfer Farbenkontraste empfiehlt Alzheimer statt des sonst benutzten Methylgrüns besser Lichtgrün zu nehmen. Die zweckmäßigste Dauer der Lichtgrünfärbung muß für jedes Material ausprobiert werden; Alzheimer färbt durchschnittlich 30 Minuten, öfters auch länger. Gute Präparate zeigen weder einen roten noch einen grünen, sondern einen violetten Ton. — Die Pikrinsäuredifferenzierung ist entbehrlich, doch gibt sie gleichmäßiger gefärbte Präparate.

Stücke, die schon längere Zeit in Formol gelegen haben, geben deswegen weniger klare Bilder, weil sich daran durch das Osmium vielerlei Schollen und Körner schwärzen. Für die Verarbeitung solchen Materials benutzt man besser statt der Flemmingschen Lösung ein einfaches Chromessigsäuregemisch, man muß dann noch vorsichtiger mit Pikrinsäure differenzieren und etwa die halbe Zeit mit Lichtgrün färben.

Zehntes Kapitel.

Die Darstellung der Abbauprodukte.

Wie durch die Darstellung gliöser Veränderungen, suchen wir auch durch den histologischen Nachweis von Abbaustoffen auf indirektem Wege Veränderungen am funktiontragenden Nervengewebe aufzufinden, die uns direkt histologisch nicht erkennbar sind.

Eine einfache Reaktion auf fettartige Stoffe, die beim Untergang markhaltigen Nervengewebes entstehen, lernten wir in der viel gebrauchten Marchischen Chrom-Osmium-Methode kennen (S. 90). Bei den akuten Metamorphosen der Neurogliazellen ferner lassen sich, wie wir bei der Besprechung der Alzheimerschen Gliamethoden sahen, Granula färberisch darstellen, die als Abbaustoffe aufgefaßt werden dürfen, und die zum Teil wohl (fuchsinophile Gr.) Vorstufen von lipoiden Endprodukten sind.

Im folgenden werden nun noch einige andere Methoden aufgeführt werden, die dem Nachweis besonderer Abbaustoffe, wie des Fettes, der protagonoiden, fibronoiden und anderer Substanzen dienen. Für die Darstellung protagon- und myelinartiger Stoffe sind auch die im letzten Kapitel zitierten Methoden Reichs bestimmt.

Außer an solchen Spezialpräparaten sind Zerfallsprodukte auch an Bildern nach den verschiedenartigsten anderen Methoden erkennbar. Im Nisslschen Zellpräparate z. B. treten viele Degenerationsprodukte in ihrer Eigenfarbe zutage, wie z. B. manche pigmenthaltigen lipoiden Stoffe oder wie die in den Ganglienzellen abgelagerten Massen bei familiärer amaurotischer Idiotie. Andere pathologische Substanzen färben sich mit basischen Farbstoffen. einfach oder metachromatisch; man weist solche einfach basophilen oder metachromatisch basophilen Stoffe durch die Toluidinblaufärbung an dem kurze Zeit in Alkohol fixierten Material oder am Formol-Gefrierschnitt nach (Alzheimer). Manche Stoffe, wie die Nisslschen „Inkrustationen der Golginetze", färben sich sehr markant mit Pyronin-Methylgrün. Instruktive Bilder gibt am Alkoholschnitt auch die Färbung nach Giemsa (10 Tropfen der Giemsafarbe auf 10 ccm reinen Aq. dest., unter Umschütteln gelöst). — Die Weigertsche Markscheidenmethode bringt bei frischen Zerfallsprozessen Myelinstoffe (in Körnchenzellen) zur Anschauung; auch auf gewisse endozelluläre Stoffwechselprodukte, wie sie z. B. bei der familiären amaurotischen Idiotie entstehen können, gibt sie eine Farbreaktion (Alzheimer). Lipoide Stoffwechselprodukte der Ganglien- und Gliazellen machen die Osmiummethoden (Marchi u. a.), sowie die unten angeführten Fettfärbungen sichtbar.

Über die Methoden, welche dem Nachweis des Kolloids, Hyalins, Glykogens und anderer bei verschiedenen degenerativen und nekrobiotischen Prozessen auftretender Stoffe dienen, muß man sich in den allgemeinen histologischen Techniken (Gierke-Kahlden, Schmorl u. a.) orientieren. Wir erinnern hier nur an die obenerwähnte Farbreaktion, welche die Gieson-Methode auf Hyalin und Kolloid gibt; ferner sei darauf hingewiesen, daß die gewöhnlichen Hämatoxylinfärbungen Kalkablagerungen (z. B. auch verkalkte Ganglienzellen) gut zur Anschauung bringen, und daß bei der Weigertschen Gliafärbung durch die Methylviolettreaktion Kolloide und ähnliche Stoffe (z. B. in gewissen Degenerationsformen der Plasmazellen) sichtbar gemacht werden.

Die Scharlachfärbung von Herxheimer

(nach Alzheimers Beschreibung).

1. Formolgefrierschnitte werden in folgender Mischung unter Erwärmen gefärbt:

Absoluter Alkohol	. . . .	70,0
10 proz. Natronlauge	. . . .	20,0
Aq. destill.	. . . .	10,0
Scharlach R	. . . .	im Überschuß.

Diese Farblösung muß frisch hergestellt werden; 2 bis 3 Stunden nach dem Ansetzen ist sie gebrauchsfähig (vorher häufiges Umschütteln in einem verkorkten Reagenzglase); nach 36 Stunden verliert sie an Färbekraft. Zur Färbung filtriert man in ein Uhrschälchen, in das man die Schnitte rasch bringt, und das man dann mit einem zweiten bedeckt. Zwei- bis dreimaliges Erwärmen, bis das obere Uhrgläschen beschlägt. Dann läßt man die Schnitte noch $1/4$ Stunde in der Farblösung stehen.

2. Abspülen in destill. Wasser.
3. Nachfärben in stark verdünntem Ehrlichschen Hämatoxylin (ca. 10 Tropfen auf 20 ccm Aq. dest.) für 10—20 Min.
4. Auswaschen in Brunnenwasser.
5. Auffangen des Schnittes auf den in das Wasser getauchten Objektträger.
6. Untersuchung in Glyzerin.

Man muß ein Verdunsten der Scharlachlösung vermeiden. weil sich sonst leicht Scharlachkristalle an den Präparaten niederschlagen. Im allgemeinen sind die Präparate nur einige Wochen haltbar.

Die lipoiden Substanzen sind rot, die Kerne blau gefärbt. Für die Darstellung gewisser lipoider Stoffe eignet sich die

Karbolfuchsin-Methylenblau-Färbung nach Mooers und Minkowski.

1. Die vom uneingebetteten (oder in Photoxylin eingeschlossenen) Alkoholblock gewonnenen Schnitte werden in Wasser und dann in Karbolfuchsin (Fuchsin 1,0, Alkohol 10,0, 5 proz. Karbolwasser 100,0) überführt und darin erhitzt, bis Bläschen aufsteigen.
2. Aus der noch warmen Farblösung werden sie in destilliertes Wasser gebracht, bis keine Farbwolken mehr abgehen, und dann

3. in Nissls Seifenmethylenblau für 1 Minute bei Zimmertemperatur gefärbt.
4. Differenzieren in Anilinöl-Alkohol usw. wie bei der Nisslschen Methode.

In dem „Nisslbilde" sind gewisse lipoide Stoffe leuchtend rot gefärbt.

Darstellung der fuchsinophilen Granula nach Alzheimer.

Diese Methode gibt eine Ergänzung zu den Bildern der Fuchsin-Lichtgrünfärbung (S. 109). Man verfährt zunächst wie bei letzterer Methode; der entparaffinierte Schnitt wird aber dann bis in destill. Wasser weitergeführt und dann

a) 1 Stunde im Brutofen in gesättigter wäßriger Lösung von essigsaurem Kupfer behandelt;
b) zweimaliges Abspülen in destilliertem Wasser;
c) ½ Stunde in einem Gemisch von 10 proz. alkohol. Hämatoxylinlösung 10 ccm, dest. Wasser 87 ccm, gesätt. Lithioncarbonicum-Lösung 3 ccm;
d) kurzes Abspülen in Wasser;
e) Überführen durch Alkohol in Xylol.

Vom hellen Grunde heben sich die verschiedenen Granula schwarzblau gefärbt ungemein scharf ab. Das Plasma ist leicht gelbgrau oder blau gefärbt, so daß die Zellgrenzen, Achsenzylinder genügend hervortreten. Diese Methode färbt auch die Neurosomen.

Die Darstellung der fibrinoiden Granula nach Alzheimer.

1. Das in Weigertscher Gliabeize fixierte Material (das vorher nicht in bloßem Formol eingelegt war) wird in 3 Tagen in Photoxylin eingebettet;
2. sofort geschnitten und nach den Vorschriften Weigerts zur Gliafärbung weiter behandelt; doch werden zum Chromogen-Ameisensäure-Gemisch statt 10 ccm nur 2 ccm Natriumsulfit auf 90 ccm zugesetzt.

Die Gewebskerne und fibrinoiden Granula in den Leibern und Fortsätzen der Gliazellen und in den Gefäßräumen werden intensiv blau gefärbt, unter Umständen natürlich auch die Gliafasern.

Die Darstellung der basophil-metachromatischen Stoffe (protagonoiden Substanzen Reichs) nach Alzheimer.

1. Gefrierschnitte von nicht zu altem Formol-Material.
2. Färben in einer 1 proz. Toluidinblaulösung 1 Stunde lang.
3. Abwaschen in dest. Wasser.
4. Alkohol, Xylol, Balsam.

Die basophil-metachromatischen Substanzen, die nach Alzheimer mit den von Reich als Protagon bezeichneten Substanzen verwandt, zum Teil auch identisch sein dürften, heben sich durch ihre Rotfärbung ab. Man sieht sie in Gliazellen und perivaskulären Räumen; die Reichschen π-Granula der Schwannschen Zellen treten an solchen Präparaten, z. B. in den Rückenmarkwurzeln, sehr deutlich hervor.

Die Differenzierung muß man so weit fortsetzen, bis die Markscheiden hinreichend entfärbt und diese Substanzen noch deutlich sichtbar sind, Auch bei der gewöhnlichen Toluidinlaufärbung des Alkoholschnittes bekommt man (nach kurzer Alkoholfixierung) einiges von diesen Stoffen zu sehen. Die Präparate sind nicht lange haltbar.

Die Färbung mit dem May-Grünwaldschen Farbstoff nach Alzheimer.

1. Formolgefrierschnitte von nicht zu altem Formol-Material.
2. Kurze Vorbehandlung der Schnitte in sehr dünner Osmiumlösung, um die Schnitte haltbarer zu machen. (Zwei Tropfen einer 2 proz. Osmiumsäurelösung auf ein Uhrschälchen Wasser.)
3. Nach Abwaschen Färbung mit dem May-Grünwaldschen Farbstoff (in Methylalkohol gelöst; bei Grübler-Leipzig käuflich).
4. Nach 1 Minute Abspülen.
5. Rasches Entwässern in wasserfreiem Azeton, Xylol, Balsam.

Diese Methode ergibt nach Alzheimers Untersuchungen eine elektive Darstellung der in den Ganglien und Gliazellen enthaltenen degenerativen Produkte bei der Spielmeyer-Vogtschen Form der familiären amaurotischen Idiotie.

Elftes Kapitel.

Die Untersuchung der Gefäße und der Hüllen des Zentralnervensystems.

Hier sind zunächst die in der Histopathologie viel gebrauchten Kern- und Doppelfärbungen mit gutem Erfolg anwendbar besonders die van Giesonsche Methode mit der Weigertschen Kernfärbung (vgl. S. 51). Sie bringt die Kerne, das fasrige Bindegewebe und die Muscularis gut zur Anschauung, ebenso gewisse häufige Umwandlungsprodukte, wie z. B. das Hyalin. Für die genauere Identifizierung der Zellen empfiehlt sich die Färbung mit basischen Anilinfarben (Toluidinblau, Kresylviolett, Methylenblau) am besten nach Alkoholfixierung. Beim Schneiden des nicht eingebetteten Blockes bekommt man die Pia oft nicht recht mit, dann ist in Celloidin einzubetten. Man kann sich an solchen Zellpräparaten über das Verhalten der Gefäßwand- und Piaelemente orientieren, über Wucherungen des Endothels, Gefäßsproßbildung, Loslösung von Adventitialelementen, Infiltrationen (Plasmazellen!) usw. Eine spezielle Methode, bei welcher die Erkennung und Auffindung von infiltrierenden Plasmazellen noch einfacher ist, als bei der Toluidinblau- und Methylenblaufärbung, ist unten erwähnt (Unna-Pappenheims Plasmazellenfärbung).

Die wichtigste Methode für die Untersuchung auf regressive Gefäßveränderungen — die im übrigen auch an Zell- und Doppelfärbungen studiert werden müssen — ist die Darstellung der Elastika (z. B. die Weigertsche Methode). Außer Umwandelungen und Neubildungen elastischer Lamellen machen solche Präparate aber auch den Gefäßreichtum des Gewebes und damit etwaige Gefäßneubildungen (z. B. in der paralytischen Rinde, Alzheimer) sichtbar, da auch die Kapillarschläuche an guten Präparaten deutlich hervortreten.

Von der Darstellung der Abbauprodukte, die sich in den Meningen und den Lymphräumen der Gefäße ansammeln können, ist in dem betreffenden Kapitel sowie bei der Schilderung der Alzheimerschen Gliamethoden die Rede.

Schließlich sei noch darauf hingewiesen, daß dort, wo wir

bei zentralen Prozessen den Nachweis pathogener Mikroorganismen anstreben, vornehmlich die mesodermalen Bestandteile des Zentralorgans danach durchsucht werden müssen. Ich erinnere hier ihrer besonderen Bedeutung wegen an den Nachweis der Schaudinnschen Syphilis-Spirochaete [1]).

Weigerts Elastikafärbung.

1. Härtung in Alkohol oder Formol (Müllerscher Flüssigkeit Sublimat usw.).
2. Gefrier- oder Paraffinschnitte oder uneingebettet gewonnene Schnitte.
3. Färben ½—1 Stunde in der Weigertschen Resorcin-Fuchsin-Lösung (fertig käuflich bei Grübler-Leipzig).
4. Abspülen in Alkohol und Differenzieren (häufig mehrere Stunden lang) in absolutem Alkohol.
5. Xylol, Kanadabalsam.

Es sind hier nur die elastischen Fasern gefärbt; sie heben sich dunkelblau oder schwarz vom farblosen Grunde ab. — Eine Kernfärbung erreicht man z. B. durch Vorfärben mit Lithionkarmin; da das Weigertsche Resorcin-Fuchsingemisch Salzsäure enthält, so braucht man eine gesonderte Differenzierung des mit Lithionkarmin gefärbten Schnittes nicht vorzunehmen, sondern kann den Schnitt direkt nach der Karminfärbung in Alkohol und in die Weigertsche Farbflüssigkeit bringen. Letztere ist übrigens nur etwa 6 Wochen brauchbar; später färbt sie die Elastika nicht mehr ausreichend, und außerdem werden auch andere Gewebsbestandteile angefärbt.

---

[1]) Die Levaditische Methode zur Darstellung der Syphilis-Spirochaete ist der Cajalschen Silberimprägnation (der Neurofibrillen) nachgebildet: 1. Dünne Gewebsscheiben werden in Formol gehärtet, 2. 24 Stunden in 90 proz. Alkohol behandelt, 3. in destilliertes Wasser eingelegt, bis sie darin untersinken. Dann folgt 4. die Imprägnation in einer 1,5 proz. Höllensteinlösung (3 Tage im Brutofen in dunkler Flasche). Nach Abspülen in Wasser kommen die Stücke 5. zur Reduktion in eine 4 proz. Pyrogallussäurelösung, der 5 ccm des käuflichen Formalins auf 100 Flüssigkeit zugesetzt werden (in dunkler Flasche im Schrank!). Auswaschen in Wasser, Paraffineinbettung. — Die schwarz imprägnierten Spirochaeten sind an ihrer Gestalt kenntlich. Achsenzylinder stören die Beurteilung der Bilder so gut wie nicht.

Will man die Verteilung der Rindengefäße und etwaige Gefäßneubildungen studieren, so färbt man (nach Alzheimer) möglichst dicke Schnitte 6—12 Stunden lang im Brutofen.

Unna-Pappenheims Methylgrün-Pyronin-Färbung der Plasmazellen.

1. Härtung in 96 proz. (oder absolutem) Alkohol.
2. Aufkleben und Schneiden des uneingebetteten Blockes (unter 96 proz. Alkohol) wie bei der Nisslschen Methode; oder Einbetten in Celloidin oder Paraffin.
3. Färben 10 Minuten lang in Pappenheims Methylgrün-Pyronin-Gemisch (bei Grübler-Leipzig fertig käuflich).
4. Rasches Abspülen in kaltem Wasser.
5. Rasches Entfärben in Alkohol.
6. Bergamottöl, Balsam.

Die Kerne sind grünblau, das Plasma der Plasmazellen tiefrot; außerdem färben sich die Granula der Ganglienzellen schön rot. — Die beste Färbung zeigen die uneingebettet geschnittenen Präparate.

Anhang.

Cytologische Untersuchung der Cerebrospinalflüssigkeit.

Bei Gelegenheit dieser Erörterung über die histologische Untersuchung der Hüllen des zentralen Nervensystems sei kurz auf die Methoden hingewiesen, mit denen wir die Punktionsflüssigkeit auf ihren Zellgehalt untersuchen, und welche — zusammen mit dem Nonneschen Verfahren der chemischen Liquoranalyse und der serologischen Untersuchung — wichtige diagnostische Mittel in der Neuropathologie sind.

I. Am einfachsten ist es, die Punktionsflüssigkeit

1. in spitz ausgezogenen Gläschen ca. 30 Minuten zu zentrifugieren und nach Abgießen der Flüssigkeit (welche für die chemischen und serologischen Reaktionen verwendet werden kann),
2. den Bodensatz mittels einer feinen, durch Ausziehen eines Glasröhrchens über der Gasflamme gewonnenen Pipette auf den Objektträger zu übertragen und so

darauf zu verteilen, daß der Tropfen nicht mehr als 5 mm Durchmesser hat.
3. Trocknen, Fixieren in Alkoholäther $1/2$ Stunde.
4. Färben ca. 5 Minuten mit erwärmtem, polychromem Methylenblau.
5. Abspülen in Wasser, Durchziehen durch Alkohol.
6. Xylol, Balsam.

Man sieht dann normalerweise nur vereinzelte Zellen, bei bestimmten organischen zentralen Erkrankungen dagegen (speziell bei Paralyse, Tabes, zerebrospinaler Syphilis, Schlafkrankheit, Hirntumor, Meningitis usw.) große Mengen von Zellen, denen bei manchen infektiösen Prozessen die betreffenden Erreger (Kokken, Tuberkelbazillen, Trypanosomen) beigemischt sind. Eventuell sind zu deren Darstellung besondere Methoden (Giemsa, Koch usw.) notwendig.

II. Eine genaue quantitative Bestimmung des Zellgehaltes des Liquor erlaubt die Fuchs-Rosenthalsche Zählkammermethode:

1. In den Melangeur saugt man eine Methylviolettlösung (Methylviolett 0,1, Aqua dest. 50, Eisessig 2,0) bis zur Marke 1 und danach Zerebrospinalflüssigkeit bis zur Marke 11 auf.
2. Diese Mischung füllt man in die Zeißsche Zählkammer (welche für diesen Zweck etwas geräumiger ist als für die Blutkörperchenzählung).
3. Zählung bei Zeiß DD, Oc. 2.

Natürlich ist die Untersuchung des Liquor sofort nach der Punktion vorzunehmen, da sich sonst die Zellen bei langem Stehen von den oberen nach den unteren Schichten des Gefäßes senken. Die Zellbilder sind besser als bei der eben aufgeführten Trockenmethode. Die histologische Beschaffenheit der Liquorzellen tritt jedoch erst bei der

III. Alzheimerschen Methode deutlich hervor.

1. Man fängt die Zerebrospinalflüssigkeit (ca. 4 ccm) in einigen Kubikzentimeter 96 proz. Alkohols auf, wobei eine flockige Trübung durch Fällung des Eiweißes entsteht.

2. Zentrifugieren ca. 1 Stunde, wobei sich am Boden ein weißes Coagulum absetzt (zur Vergrößerung dieses Coagulums kann man bei geringem Eiweißgehalt des Liquor etwas Hühnereiweiß hinzusetzen [Rehm]).
3. Abgießen der Flüssigkeit.
4. Zusatz von absolutem Alkohol, Alkohol-Äther in Zwischenräumen von 2—3 Stunden.
5. Lösung des Coagulums mittels Nadel und Überführung in Celloidin.
6. Schneiden des in Celloidin eingebetteten Coagulums (15 μ).
7. Färbung mit Karbol-Methylgrünpyronin nach Unna-Pappenheim, nach Auflösung des Celloidins in Methylalkohol.

An Präparaten dieser Methode, die eine gute Fixierung und Färbung der Zellen erlaubt, können wir unter den zelligen Elementen Plasmazellen, verschiedene Lymphozytenformen, Leukozyten, Abbauzellen usw. erkennen.

Zwölftes Kapitel.

Die Untersuchung des peripheren Nervensystems.

Auch hier finden in erster Linie die allgemeinen und speziellen Färbemethoden, welche in den voraufgehenden Kapiteln geschildert sind, Anwendung. Das gilt also zunächst für die Übersichtsbilder, wie sie am besten die gewöhnlichen Doppelfärbungen geben. Die Nisslsche Methode sollte man zur Färbung peripherer Ganglienzellen wieder streng nach den Vorschriften des Autors durchführen. Das markhaltige Gewebe läßt sich auch in den peripheren Organen mit den üblichen Methoden gut zur Darstellung bringen; außer am eingebetteten Präparat kann man auch in sehr bequemer und sicherer Weise am Gefrierschnitt die Verteilung markhaltiger Nervenfasern z. B. in Haut und Schleimhaut oder im Herzmuskel mit Hilfe der von mir angegebenen Methode sichtbar machen. Alte Markfaserausfälle treten in den peripheren Nerven natürlich ebenfalls am

Markscheidenbilde hervor, und für die frische Degeneration ist auch hier die Marchische Chrom-Osmium-Methode das wichtigste Reagens. Man achte jedoch bei solchen Untersuchungen darauf, daß sich die peripheren Nerven sehr leicht in der Fixierungsflüssigkeit werfen, man muß deshalb die Nervenstämme oder auch die Muskeln, in denen man die Nerven untersuchen will, mittels Igelborsten auf Kork aufspannen.

Die Achsenzylinder werden mit der Cajalschen und der Bielschowskyschen Silberimprägnation sichtbar gemacht; dabei ist eine Entfärbung des Bindegewebes nach der Bielschowskyschen Modifikation seiner Methode vorzunehmen. Auch für die nervösen Endorgane sind diese Methoden, speziell gewisse Cajalsche Verfahren (die hier nicht alle erwähnt werden konnten), in Anwendung; manchmal sind für solche Zwecke die alten Goldmethoden vorteilhaft. Wie wir bereits erwähnten, lassen sich die Primitivfibrillen im Achsenzylinder der peripheren Nerven nach einer von Bethe und Mönckeberg angegebenen Methode darstellen, und es sind auch gewisse pathologische Veränderungen daran färberisch nachzuweisen.

Beim peripheren Nervengewebe sind heute noch gewisse einfache Zupfmethoden im Gebrauch, welche für die Untersuchung des zentralen Gewebes nicht mehr in Betracht kommen. Gerade für die Feststellung der Beziehungen zwischen den Nervenfaserzellen (Kernen der Schwannschen Scheide) und den Ranvierschen Einschnürungen gibt die einfache Zerzupfung (eventuell mit nachträglicher Höllenstein- oder Osmiumbehandlung [1 proz. Lösungen] oder Methylenblaufärbung) brauchbare histologische Bilder. Alzheimer hat neuerdings die Zerzupfung mit Erfolg für das Studium der Nervenregeneration angewandt, indem er den dünnen Nerven zunächst nach der Bielschowskyschen Methode mit Silber imprägnierte und reduzierte und ihn dann in Einzelfasern zerzupfte.

Auch am peripherischen Nerven sind die neuen Darstellungen der Abbauprodukte von großer Bedeutung (Darstellung der fetthaltigen, protagonoiden und myelinoiden u. ä. Stoffe).

Eine ganz besondere Wichtigkeit haben in den letzten Jahren die Studien über die feinere Zusammensetzung der markhaltigen Nervenfaser erlangt; die wichtigsten Fortschritte unserer Kenntnisse über diese normal anatomischen Dinge verdanken wir bekanntlich Reich, dessen Methoden zur Darstellung der Nervenfaserzellen und der protagonoiden und myelinoiden Granulationen bzw. des sog. Neurokeratingerüstes im folgenden wiedergegeben sind.

Schließlich ist in diesem Kapitel noch die Ehrlichsche vitale Methylenblaufärbung geschildert, welche mehr wohl als am Zentralorgan für die Darstellung nervöser Strukturen im peripherischen Nervensystem in Gebrauch ist. Sie gibt an gelungenen Präparaten sehr schöne Bilder von den Nervenfasern und auch von den Nervenendorganen (ebenso wie sie mitunter die zentralen Nervenzellen in instruktiver Weise zur Anschauung bringt). Natürlich handelt es sich dabei nur um eine für die normale Histologie brauchbare Methode; jedoch hat Goldmann gezeigt, daß man sie auch für das Studium der Nervenfasern in bösartigen Geschwülsten bei Tieren mit Erfolg anwenden kann.

Die Färbung der Primitivfibrillen in markhaltigen Nerven nach Bethe und Mönckeberg.

1. Fixierung der aufgespannten Nerven in 1/4 proz. Überosmiumsäurelösung (24 Stunden).
2. Auswaschen in Wasser (6 Stunden).
3. Behandlung in 96 proz. Alkohol (12—24 Stunden).
4. Wasser (4 Stunden).
5. Übertragen in eine 2 proz. Lösung von Natriumbisulfit, welcher auf je 10 ccm beim Gebrauch 2—4 Tropfen Salzsäure zugesetzt werden (6—12 Stunden).
6. Wasser (2—4 Stunden).
7. Alkohol, Xylol, Paraffin.
8. Aufkleben der 2—3 μ dicken Schnitte mit Wasser.
9. Die entparaffinierten und allmählich in destilliertes Wasser übergeführten Schnitte werden für 5—10 Minuten in 1—4 proz. Ammoniummolybdat (20—30° C) gebracht.
10. Abspülen mit destill. Wasser und Färben mit aufgeschichteter 0,1 proz. Toluidinblaulösung bei 50—60° C (5 Minuten).
11. Abspülen, Alkohol, Xylol, Balsam.

Die Präparate müssen möglichst dünn sein, damit die osmierten Markscheiden gut aufgeschnitten sind, und zwischen ihnen die blaugefärbten Primitivfibrillen sichtbar werden. Bethe hat mit dieser Methode wichtige pathologische Veränderungen an den Fibrillen nachgewiesen.

Die Bielschowskysche Silberimprägnation der Achsenzylinder am peripheren Nerven.

1. Die Gefrierschnitte von dem in Formol fixierten Material werden — wie bei der gewöhnlichen Bielschowskyschen Fibrillenmethode — in 2 proz. Höllensteinlösung und sodann in die ammoniakalische Silberlösung gebracht.
2. Danach kommen die braunen Schnitte in eine schwache wässerige Essigsäurelösung (5 Tropfen Eisessig auf 20 ccm Wasser), bis sie — innerhalb weniger Minuten — eine gelbliche Farbe angenommen haben.
3. Reduktion in 20 proz. Formalinlösung, in welcher die Schnitte bleiben, solange noch weißliche Wolken abgehen.
4. Vergoldung im neutralen Goldbade, bis der Grundton rötlichviolett geworden ist.
5. Entfernung des überschüssigen Silbers in 5 proz. Natriumthiosulfatlösung usw.

Durch die Essigsäurebehandlung wird das Bindegewebe und Elastin, die dann mattviolett erscheinen, von den schwarzen oder braunschwarzen Achsenzylindern differenziert. Oft färbt sich die Markscheide etwas rötlich.

Von den **Goldmethoden,** die für die Darstellung der Nervenendigungen (Endplatten, Tastkörperchen usw.) in Betracht kommen, sei als die gebräuchlichste und relativ sicherste Methode das Verfahren von Löwit und seine Modifikation nach Fischer angeführt.

Die Goldfärbung von Löwit.

1. Kleine (1—2 mm dicke) frische Muskelstückchen kommen für etwa $\frac{1}{2}$ Minute in ein Gemisch von Ameisensäure (1 Teil) und Aqua destill. (2 Teile). Darin werden sie durchsichtig.
2. Übertragen in eine 1 proz. Goldchloridlösung für 10 bis 15 Minuten.

3. Die ganz gelb gewordenen Stücke werden mittels Glashäkchens im Dunkeln in verdünnte Ameisensäure für 24 Stunden verbracht und danach für ebenfalls 24 Stunden in reine Ameisensäure.
4. Zerzupfen in destill. Wasser und Untersuchen in Glyzerin (eventuell rasches Einbetten).

Die schwarz gefärbten Nerven und Nervenendplatten heben sich scharf von den rötlichen oder mehr violetten Muskelfasern ab. Die Methode dient besonders der histologischen Darstellung von Nervenendplatten in glatten Muskeln.

Fischer behandelt für die Färbung der Nervenendigungen im quergestreiften Muskel zunächst auch in verdünnter Ameisensäure (spezifisches Gewicht 1,06; 1 Teil Säure, 2 Teile Aq. dest.). Sind die kleinen Muskelstücke durchsichtig geworden, werden sie zum Zwecke des besseren Eindringens des Goldchlorids mit Glasnadeln zerzupft und danach in 1 proz. Goldchloridlösung für eine Viertelstunde gebracht. Abwaschen mit dest. Wasser, Übertragen für 24 Stunden in verdünnte Ameisensäure (1 Vol. Säure, 3 Vol. Aq. dest.) usw.

Bei den Meißnerschen Tastkörperchen verfährt Fischer — in Anlehnung an Löwit — in der Weise, daß er die 2—3 mm dicken Hautstückchen in einem Gemisch von Ameisensäure (1,12 spezif. Gew.) und Wasser aa so lange behandelt, bis sich die Epidermis abhebt. Goldchloridlösung (1—1½ proz.) für eine Viertelstunde; Ameisensäure mit dem zweifachen Volum Wasser verdünnt für 24 Stunden; reine Ameisensäure für 24 Stunden (im Dunkeln). Härtung in absolutem Alkohol, Zerlegung in Schnitte; Einschließen in Glyzerin oder nach Aufhellung mittels Nelkenöls in Dammarlack.

F. Reichs Färbungsmethoden der π- und μ-Granula[1]).

1. Elektive Färbung der π-(protagonartigen) Granula.

1. Härtung in Müllerscher Flüssigkeit.
2. Längsschnitte von zirka 20 μ mit Hilfe des Gefrierverfahrens oder nach Celloidineinbettung.

---

[1]) Herr Kollege Reich hat mir diese zum Teil noch nicht veröffentlichten Methoden in sehr liebenswürdiger Weise für diese „Technik“ zur Verfügung gestellt.

3. Färbung in 1 proz. Toluidinblaulösung $1/2$ Minute in der Kälte.
4. Abspülen in Aqua destill.,
5. Differenzieren in 95 proz. Alkohol einige Minuten, bis der Schnitt ganz hell bläulich erscheint.
6. Übertragen in Alkohol absolutus einige Minuten, solange noch Farbstoff abgeht.
7. Xylol.
8. Kanadabalsam.

Bei diesem Verfahren erhält man unter der Voraussetzung, daß die Härtung in Müllerscher Flüssigkeit eine ausreichende war, und die Differenzierung genügend lange fortgesetzt ist, eine völlig elektive Färbung der π-Granula. Dieselben treten in schön karmoisinrotem Farbenton als die einzig gefärbten Bestandteile des Präparates sehr deutlich hervor. Alle übrigen Gewebsbestandteile des Nervensystems, also insbesondere die Kerne, die Nervenfasern und das Bindegewebe sind völlig farblos. Der einzige Gewebsbestandteil, der dabei gleichzeitig gefärbt ist, sind etwa im Bindegewebe vorhandene Mastzellen.

II. Gleichzeitige Färbung der π-Granula und der Zellkerne.

1. Härtung in Formol-Müller.
2. Gefrierschnitte oder Schnitte nach Celloidineinbettung.
3. Färben in Thionin (1 proz.) (oder Toluidinblau 1 proz.) fünf Minuten in der Kälte oder eine halbe bis eine Minute in der Siedehitze.
4. Differenzieren in Alkohol 80 proz., dann 95 proz.
5. Entwässern in Alkohol 100 proz.
6. Xylol.
7. Kanadabalsam.

Außer den π-Granula, die einen karmoisinroten Farbenton annehmen, sind auch die Kerne, und zwar intensiv grünblau, gefärbt. Sie zeigen eine deutliche Kernmembran, ein feines Kernnetz und ein großes rundes Kernkörperchen und sind sehr ähnlich den Kernen kleinerer Ganglienzellen. Wenn man bei dem letzteren Verfahren nur schwach differenziert, insbesondere darauf achtet, daß der absolute Alkohol nur kürzere Zeit einwirkt, so erhält man Präparate, in denen auch die Nervenfasern, zu denen die Zellen gehören, in grünblauem bis deutlich blauem Farbenton gefärbt sind. Entfärbt man zu schwach, so kann die Färbung der Nervenfasern eine so intensive sein, daß die Nervenfaserzellen so sehr verdeckt sind, daß man bei schwacher Vergrößerung sie nicht mehr wahrnimmt. Ist die Entfärbung zu stark, so finden sich nur matte Andeutungen von Faserfärbung; es gehört deshalb eine gewisse Übung dazu, um bei der Differenzierung denjenigen Grad der Faserfärbung herauszubekommen, der für den jeweiligen Untersuchungszweck der geeignetste ist. Auch die Dauer der Härtung ist auf das Resultat von einem gewissen Einfluß.

III. Die Färbung der μ-Granula.

1. Härtung in Formol-Müller.
2. Gefrierschnitte von ca. 15 μ oder Celloidineinbettung.
3. Färben in einer Lösung von Säurefuchsin 1,0.
   5 proz. Karbolsäurelösung 100,0, 24 Stunden im Brutofen oder etwa 5 Minuten bei Siedehitze.
4. Oxydieren in 1 proz. Lösung von Kalium permanganicum etwa ½ Minute.
5. Differenzieren in Pals Säuregemisch.
6. Wiederholen der Maßnahmen ad 4 und 5, bis das Präparat hellrosa erscheint.
7. Auswaschen in Aqua destill.
8. Alkohol 95.
9. Karbolxylol.
10. Kanadabalsam.

Die π-Granula nehmen das Säurefuchsin überhaupt nicht an. Die μ-Granula färben sich damit sehr intensiv und halten die Farbe bei der Differenzierung mit großer Zähigkeit fest. Bei vorstehendem Verfahren sind bei hinreichender Differenzierung Zellkern und netzförmige Zellgrundsubstanz der Nervenfaserzelle völlig entfärbt. Die μ-Granula treten als einzig gefärbter Zellbestandteil in Form leuchtend roter myelinartiger Kugeln auf. In der Nervenfaser sind die aus netzförmig geronnenem Lecithin bestehenden Myelinnetze (Kaplans Neurokeratingerüst), nach mikrochemischer Untersuchung offenbar ebenso wie die μ-Granula hauptsächlich aus Lecithin bestehend, ebenfalls intensiv gefärbt, wenn auch meist etwas weniger als die μ-Granula. Es bedarf daher einer aufmerksamen Durchforschung der Präparate mit stärkeren

Vergrößerungen, um die μ-Granula aufzufinden. Die Auffindung derselben wird wesentlich erleichtert, wenn man statt der einfachen Färbung der μ-Granula eine kombinierte Färbung anwendet, die die Zellkerne zur Darstellung bringt. Es ist dabei auch möglich, gleichzeitig die π-Granula mitzufärben. Ein hierfür geeignetes Verfahren ist folgendes:

IV. Gleichzeitige Darstellung der π-Granula, der μ-Granula und des Kerns der Nervenfaserzelle.

1. Härtung in Formol-Müller.
2. Entwässern.
3. Gefrierschnitte.
4. Färbung in einer Lösung von: Säurefuchsin 1,0 in 5 proz. Karbollösung 100,0 24 Stunden im Brutofen.
5. Differenzieren in einer 1 proz. Lösung von Kalium permanganicum ½ Minute.
6. Übertragen in Pals Säuregemisch.
7. Wiederholen des Prozesses ad 5 und 6, bis die Schnitte schwach rosa erscheinen.
8. Auswaschen in Wasser.
9. Übertragen in kalte Toluidinblau-Lösung 2 proz. ½ Minute.
10. Alkohol 80, Alkohol 95, Alkohol 100.
11. Xylol.
12. Balsam.

Die Nervenfasern erscheinen dabei, falls die Differenzierung ausreichend stark gewesen ist, mattrot bis auf einzelne stärker rote Partien. Die Kerne erscheinen deutlich blau, das Bindegewebe mattbläulich. Die in den Zellen und hier und da auch in den Fasern selbst auffindbaren μ-Granula erscheinen leuchtend fuchsinrot. Neben den fuchsinroten μ-Granula sieht man auch die etwas matteren karmoisinroten π-Granula und auch die grünlichblau gefärbte, netzförmige Grundsubstanz der Nervenfaserzellen.

Nemiloffs Methylenblaufärbung

gibt von den Zellen der Schwannschen Scheide und dem feinen (Neurokeratin-) Gerüst ebenfalls recht instruktive Bilder.

Der frische Nerv wird in einer $^1/_8$ proz. Methylenblaulösung im Thermostaten gefärbt und dann zerzupft oder in molybdänsaurem Ammonium fixiert, ausgewaschen und rasch (in 30 Min. in Paraffin eingebettet (50—52° Schmelzpunkt).

An den 5 μ dicken Schnitten bzw. an den Zupfpräparaten erkennt man das blau gefärbte schwammige Gerüst (die plasmatischen Ausläufer der Schwannschen Zellen) innerhalb der Markscheide.

Auch an den in Chromessigsäure fixierten Nerven ist dieses Neurokeratingerüst mittels der Heidenhainschen Färbung gut darstellbar.

Die Ehrlichsche vitale Methylenblaufärbung

kann hier nur in ihren groben Zügen geschildert werden. Wer sich mit dieser Methode eingehender befassen will, findet eine ausführliche Besprechung des praktisch und theoretisch Wichtigen in dem Artikel von Dogiel, welcher sich wie Bethe um den Ausbau dieser Methode besonders verdient gemacht hat (Enzyklopädie der mikroskopischen Technik II, S. 88 ff.).

Man injiziert vorsichtig (damit das Tier möglichst lange am Leben bleibt) eine vorher filtrierte $\frac{1}{4}$—$\frac{1}{2}$ proz. Lösung von Methylenblau („rektifiziertes Methylenblau zur vitalen Injektion von Grübler - Leipzig"). Als Lösungsmittel dient physiologische Kochsalzlösung. Bei intravenöser Injektion führt man nur alle 5 Minuten etwa 2 ccm Methylenblaulösung zu; diese muß auf 37° C erwärmt sein. Man kann auch subkutan und intraperitoneal injizieren.

Die Organe des (zu Tode narkotisierten) Tieres werden zerkleinert und dem Einflusse der Luft ausgesetzt; das Leukoprodukt wird dabei durch Oxydation gebläut; das dauert bei dünnen Präparaten 15—30 Minuten, bei dicken $1\frac{1}{2}$—$2\frac{1}{2}$ Stunden; eventuell fertigt man Zupfpräparate an, um sich von dem „Blauwerden" zu überzeugen. Sodann wird fixiert, und zwar zunächst für 10—15 Minuten in einer gesättigten wässerigen Lösung von pikrinsaurem Ammonium (Dogiel) und darauf in einer der von Bethe angegebenen fixierenden Lösungen:

1.	Ammoniummolybdat	1,0
	destill. Wasser	20,0
	offizin. Salzsäure	1 Tropfen
2.	Ammoniummolybdat	1,0
	destill. Wasser	10,0
	2 proz. Chromsäure	10,0
	Salzsäure	1 Tropfen

3.	Ammoniummolybdat	1,0
	destill. Wasser	10,0
	½ proz. Osmiumsäure	10,0
	Salzsäure	1 Tropfen
4.	Phosphormolybdänsaures Natron	1,0
	destill. Wasser	20,0
	Salzsäure	1 Tropfen
5.	Phosphormolybdänsaures Natron	1,0
	destill. Wasser	10,0
	2 proz. Chromsäure	10,0
	Salzsäure	1 Tropfen
6.	Phosphormolybdänsaures Natron	1,0
	destill. Wasser	10,0
	½ proz. Osmiumsäure	10,0
	Salzsäure	1 Troqfen

Das Ammoniummolybdat und das phosphormolybdänsaure Natron werden unter Erhitzen in Wasser gelöst, bis die Trübung schwindet. Der beim Zusatz von Salzsäure entstehende Niederschlag löst sich beim Umschütteln wieder. Die Ammoniummolybdatfixierung ist (dem Alkohol gegenüber) eine sicherere, die Präparate sind aber weniger durchsichtig.

Die Lösungen III und VI geben die beste Fixierung; sie wendet man für solches Material an, das eingebettet werden soll. Man fixiert darin 4—12 Stunden, wäscht gründlich aus, entwässert und bettet in Paraffin ein. Die anderen Fixierlösungen dienen für Objekte, die in toto untersucht werden sollen; in ihnen fixiert Bethe etwa 45—60 Minuten. (Vgl. im übrigen Bethes Ausführungen, besonders in seiner „Allgemeinen Anatomie und Physiologie des Nervensystems".)

Man kann das Methylenblau, anstatt es vital einwirken zu lassen, auch in der Weise anwenden, daß man Stücke der noch lebenswarmen Organe eines Tieres für 2—3 Stunden in eine warme $^{1}/_{10}$—$^{1}/_{5}$ proz. Lösung einlegt; man spült nach Eintritt der Färbung (eventuell mikroskopische Kontrolle) mit physiologischer Kochsalzlösung ab und fixiert wie oben.

Register.

Universitäts-Buchdruckerei von Gustav Schade (Otto Francke)
in Berlin und Fürstenwalde (Spree).

GPSR Compliance

The European Union's (EU) General Product Safety Regulation (GPSR) is a set of rules that requires consumer products to be safe and our obligations to ensure this.

If you have any concerns about our products, you can contact us on ProductSafety@springernature.com

In case Publisher is established outside the EU, the EU authorized representative is:

Springer Nature Customer Service Center GmbH
Europaplatz 3
69115 Heidelberg, Germany

Batch number: 10682439

Printed by Printforce, the Netherlands